パッと出して
すぐわかる

超音波アトラス

肝 脾

北海道大学病院検査・輸血部技師長／
超音波センター副部長
日本超音波医学会認定超音波指導検査士

西田 睦 編著

MEDICAL VIEW

本書では，厳密な指示・副作用・投薬スケジュール等について記載されていますが，これらは変更される可能性があります．本書で言及されている薬品については，製品に添付されている製造者による情報を十分にご参照ください．

Ultrasound Atlas for Gastroenterology, Liver and Spleen
(ISBN978-4-7583-1606-4)

Author : Mutsumi Nishida

2019. 5. 20　1st ed

©MEDICAL VIEW, 2019
Printed and Bound in Japan

Medical View Co., Ltd.
2-30 Ichigayahonmuracho, Shinjyukuku, Tokyo, 162-0845, Japan
E-mail　ed@medicalview.co.jp

序文

　超音波検査では，お腹を切らずに中身が見える！　それも被曝なし，方向や向きは自由自在，痛くない，反復施行可能，しかもリアルタイムに！　こんな素晴らしいツールを医療従事者の皆様に是非活用していただきたい，典型例はもちろん，まれな症例も含め，なるべく鮮明な大きな画像でみていただき，検査・診療業務に活かしていただきたい，と思い，この消化器アトラスを企画しました．超音波検査の原理，アーチファクトや，解剖，走査法，詳細な疾患概念などには沢山の成書がありますので，そちらを参考にされてください．

　まずは肝・脾臓の発刊です．すぐに，パッとみて，日常検査に活用しやすいようにA5版のポケットサイズとし，疾患の典型的なUS所見を端的な箇条書きにして，すぐにわかるようにしました．他画像診断や病理組織所見はできる限りの症例で，簡単な疾患概念も記載しました．技師には超音波検査士消化器領域の認定試験対策として，典型例を学んでいただくにあたり，活用していただけると思います．医師の皆様には，最近日本でも注目を集めている"Point of care US"として，診断推論に基づいて，目的臓器を観察する際に，どんな画像が得られたら典型か，がUS画像から学んでいただけると思います．

　臨床で遭遇する頻度の高い疾患ばかりではなく，まれな症例も盛り込み，造影US画像もシェーマ付きで多く掲載させていただきました．超音波検査初心者から経験者まで幅広い超音波検査経験の皆様に役に立てていただけると思います．

　本アトラスが一人でも多くの患者様の診療に役立てていただけますと嬉しく思います．

2019年3月吉日

西田　睦

謝 辞

　本書の執筆にあたり校閲に協力いただいた北海道大学病院超音波センター　スタッフ　岩井孝仁はじめ，日常共に超音波検査を施行している佐藤恵美，工藤悠輔，表原里実，高杉莉佳，坂野稜典，畑瀬理恵，部長　澁谷斉に感謝いたします。

　症例の掲載にあたり，平素よりご指導いただいております北海道大学病院の診療科の諸先生に深く御礼申し上げます。
　消化器内科
　病理診断科
　消化器外科Ⅰ
　消化器外科Ⅱ

　最後に全体の校正につき，医学的視点からご指導いただきましたJA北海道厚生連札幌厚生病院病理診断科　市原　真　先生に深謝いたします。

CONTENTS

肝臓

1. 正常像
- 基本走査と典型的な超音波像 ………………………… 10
  - | Couinaudの肝8区域分類 ………………………… 14

2. びまん性肝疾患
- **急性肝炎** ………………………………………………… 18
  - 自己免疫性肝炎 ………………………………………… 20
  - 伝染性単核球症/EBウイルス感染症 ………………… 22
- **劇症肝炎** ………………………………………………… 24
- **慢性肝炎** ………………………………………………… 27
- **肝硬変** …………………………………………………… 29
  - 肝硬変による側副血行路
    - 傍臍静脈の再開通 …………………………………… 36
    - 浅腹壁静脈短絡 ……………………………………… 37
    - 短胃静脈短絡 ………………………………………… 39
  - 非代償性肝硬変 ………………………………………… 41
- **脂肪肝** …………………………………………………… 43
  - | NAFLD・NASHの定義 ………………………………… 45
  - | 肝腎コントラスト ……………………………………… 46
  - | US像と病理組織像との対比 ………………………… 47
  - 高度脂肪肝 ……………………………………………… 48
    - | 限局的な低エコー域 ………………………………… 50
  - 限局性脂肪沈着 ………………………………………… 53
  - 非アルコール性脂肪性肝炎 …………………………… 54
- **うっ血肝** ………………………………………………… 56
  - | うっ血肝診断の注意点 ………………………………… 60

3. 肝血管病変

- 肝内門脈静脈短絡症 ····· 62
- 門脈ガス血症 ····· 66

4. 肝占拠性病変

- |代表的な結節のシェーマと所見用語 ····· 68
- 肝嚢胞 ····· 70
  - 嚢胞内出血 ····· 72
  - 線毛性前腸性肝嚢胞 ····· 76
- 胆管内乳頭粘液産生腫瘍 ····· 78
- 胆管性過誤腫 ····· 84
- 肝内石灰化 ····· 88
- 肝エキノコックス症 ····· 89
- 肝サルコイドーシス ····· 94
- 肝血管腫
  - 高エコー型 ····· 97
    - |CT/MRIとのフュージョン機能の活用 ····· 100
  - 混在型 ····· 102
    - |ディスアピアリングサイン ····· 104
    - |フラタリングシグナル ····· 106
  - 低エコー型 ····· 108
- 肝血管筋脂肪腫 ····· 110
- 肝類上皮血管内皮腫 ····· 114
- 肝紫斑病 ····· 120
- 肝膿瘍 ····· 128
  - ガス産生肝膿瘍 ····· 140

限局性結節性過形成 ··· 143
肝細胞腺腫 ·· 156
肝再生結節 ·· 162
異型結節 ·· 166
原発性肝細胞癌 ·· 170
　│肝細胞癌の多段階発育 ································ 176
　│モザイクパターン ······································· 177
肝細胞癌
　単純結節型 ··· 179
　脂肪化を伴った肝細胞癌 ································ 183
　肝外発育型肝細胞癌 ······································ 187
　門脈腫瘍栓 Vp3 ·· 189
　下大静脈腫瘍栓 Vv3 ····································· 190
肝内胆管癌 ·· 191
肝芽腫 ··· 199
　│PRETEXT分類 ·· 204
肝炎症性筋線維芽細胞性腫瘍 ····························· 205
転移性肝癌 ·· 211
　│転移性肝癌 クラスターサイン ···················· 214
　微小転移性肝癌 ··· 221
　│造影US後血管相における微小転移性肝癌検索 ··· 222
リンパ腫肝浸潤 ·· 223
　│リンパ腫肝浸潤の経過観察 ························· 229
　メトトレキサート関連リンパ増殖性疾患 ·········· 231

5. 肝外傷 ··· 235
　│肝損傷分類 ··· 238

脾臓

1. 正常像
基本走査と断面像 …… 240
　｜脾臓の計測法 …… 242

2. 脾腫 …… 243
　Gamna-Gandy結節 …… 246

3. 腫瘤性病変
脾嚢胞 …… 248
脾血管腫 …… 249
　脾血管腫症 …… 250
　硬化性血管腫様結節 …… 253
Hodgkinリンパ腫 …… 256
濾胞性リンパ腫 …… 258
転移性脾腫瘍 …… 260

4. 脾外傷 …… 263

略語一覧 …… 265
索引 …… 266

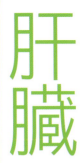

肝臓

1 正常像
基本走査と典型的な超音波像

2 びまん性肝疾患
急性肝炎
  自己免疫性肝炎
  伝染性単核球症/
    EBウイルス感染症
劇症肝炎
慢性肝炎
肝硬変
  肝硬変による側副血行路
    傍臍静脈の再灌流
    浅腹壁静脈短絡
    短胃静脈短絡
  非代償性肝硬変
脂肪肝
  高度脂肪肝
  限局性脂肪沈着
  非アルコール性脂肪性肝炎
うっ血肝

3 肝血管病変
肝内門脈静脈短絡症
門脈ガス血症

4 肝占拠性病変
肝嚢胞
  嚢胞内出血
  線毛性前腸性肝嚢胞
胆管内乳頭粘液産生腫瘍
胆管性過誤腫
肝内石灰化
肝エキノコックス症
肝サルコイドーシス
肝血管腫
  高エコー型
  混在型
  低エコー型
肝血管筋脂肪腫
肝類上皮性血管内皮腫
肝紫斑病
肝膿瘍
  ガス産生肝膿瘍
限局性結節性過形成
肝細胞腺腫
肝再生結節
異型結節
原発性肝細胞癌
  単純結節型
  脂肪化を伴った肝細胞癌
  肝外発育型肝細胞癌
  門脈腫瘍栓 Vp3
  下大静脈腫瘍栓 Vv3
肝内胆管癌
肝芽腫
肝炎症性筋線芽細胞性腫瘍
転移性肝癌
  微小転移性肝癌
リンパ腫肝浸潤
  メトトレキサート関連リンパ増殖性疾患

5 肝外傷

肝臓

1. 正常像
基本走査と典型的な超音波像

> **US 所見**
> - 実質の性状は均一
> - 肝表面は平滑で肝縁は鋭角
> - 実質のエコーレベルは正常（肝腎コントラストなし）

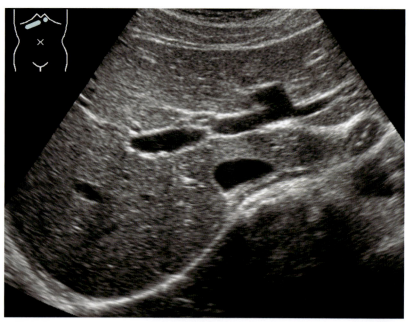

a 右肋弓下走査
健常肝。肝実質は微細な点状エコーが均一に分布している。門脈周辺には高エコーの厚い境界エコーを認める。これはmarginal high echo（矢印）とよばれ，Glisson鞘を反映したエコー像と考えられる。

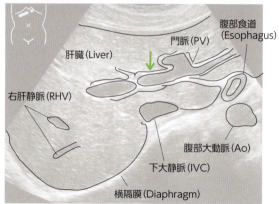

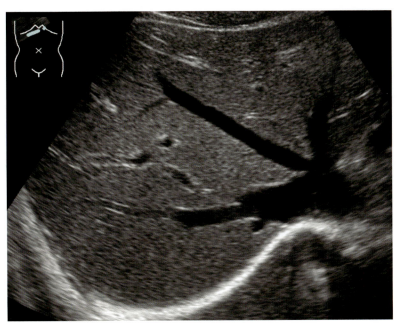

b 右肋弓下走査
肝静脈にはmarginal high echoはみられない。

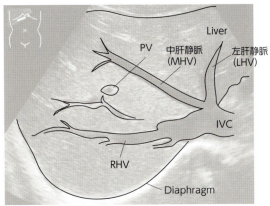

肝臓

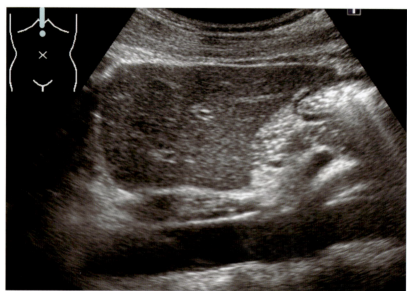

c 正中縦走査

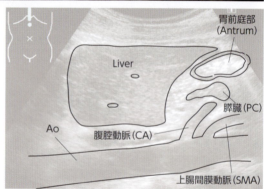

正常の肝臓表面は平滑で，肝縁は鋭角である(c, d)。

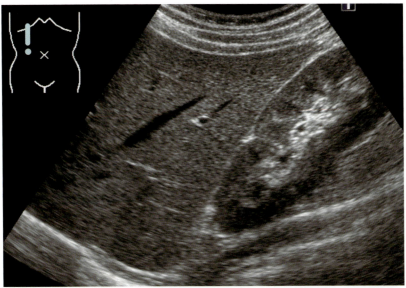

d 右前腋窩線縦走査

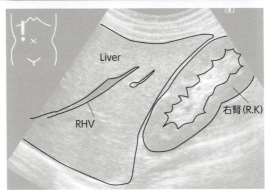

肝臓と腎臓のエコーレベルはほぼ同等で,肝腎コントラストはない(d)。

肝臓

Couinaudの肝8区域分類[1]

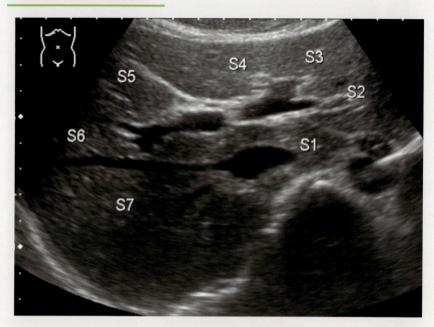

右肋弓下走査で門脈を描出した際のおおよその肝区域の認識。
門脈は各区域の中心を走行する。

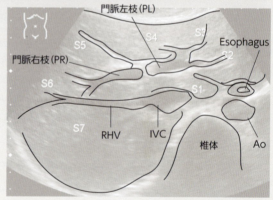

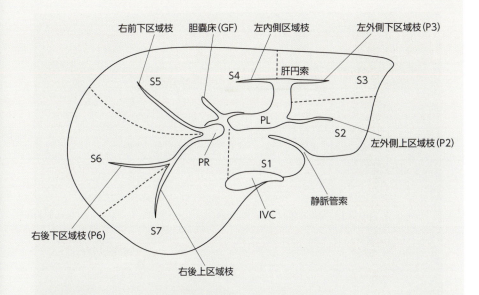

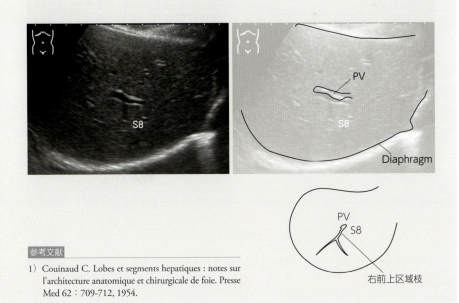

参考文献

1) Couinaud C. Lobes et segments hepatiques : notes sur l'architecture anatomique et chirurgicale de foie. Presse Med 62：709-712, 1954.

肝臓

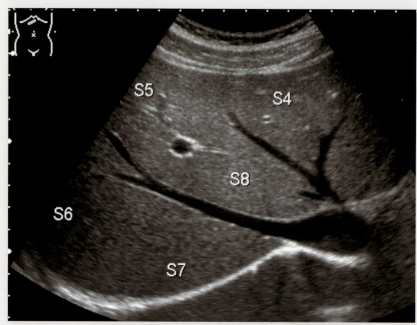

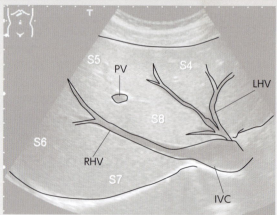

右肋弓下走査で肝静脈を描出した際の大まかな各区域の認識。
肝静脈は各区域の境界を走行する。

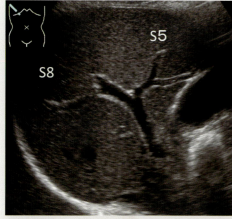
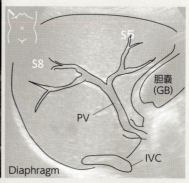

右前区域枝

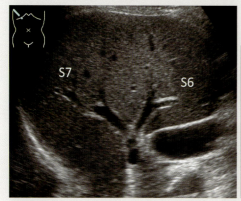
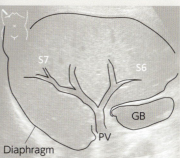

右後区域枝

門脈右枝を肋間から観察した際の大まかな肝区域の認識。

肝臓

2. びまん性肝疾患
急性肝炎① — Acute hepatitis

US所見
- 肝**腫大**，肝**縁鈍化**
- 実質エコーレベル低下
- 肝内脈管**末梢枝明瞭化**
- 門脈域の肥厚と肝動脈血流亢進
- 胆嚢内腔虚脱，壁肥厚
- 脾腫
- 肝門部リンパ節腫大

40代女性。急性肝障害。T-bil 6.6mg/dL, AST 458U/L, ALT 831U/L, LD 369U/L, γ-GT 529U/L, ALP 1,036U/L。

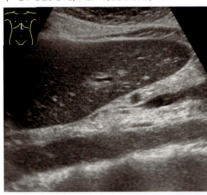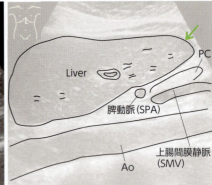

a

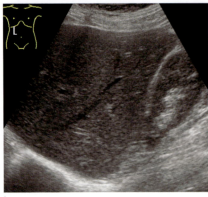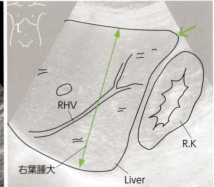

b

肝両葉腫大と肝縁鈍化(矢印)を認める (a, b)。

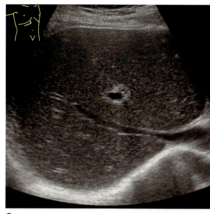
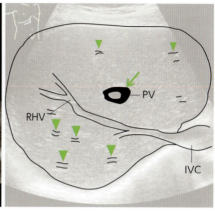

c
実質のエコーレベル低下,門脈域肥厚(矢印),末梢脈管明瞭化(矢頭)を認める。

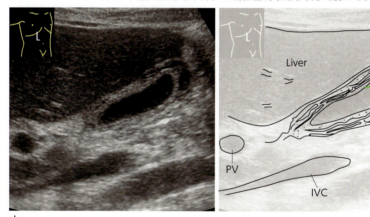

d
胆嚢は虚脱し,壁の浮腫性肥厚を認めるが,内腔面は平滑に保たれている。

保存的治療で改善した。肝生検では非特異的な門脈域や小葉の炎症所見であり,肝炎ウイルス陰性,薬物投与歴やアルコール摂取はなく,自己免疫性肝炎疑診となった。

疾患概要

- 主に肝炎ウイルスにより発症する急性炎症性疾患。起因ウイルスにはA〜E型肝炎ウイルスがある。そのほかにEpstein-Barrウイルス(EBV,ヒトヘルペスウイルス4型)(伝染性単核球症),サイトメガロウイルスがある。薬剤性,アルコール性,自己免疫性などの病因もある。
- 黄疸,食欲不振,全身倦怠感,吐き気などの臨床症状を呈する。

肝臓

急性肝炎②
自己免疫性肝炎 —— Autoimmune hepatitis

80代女性。上腹部不快感。T-bil 4.4mg/dL，AST 733U/L，ALT 662U/L，LD 401U/L，γ-GT 161U/Lと肝機能の上昇を認めた。

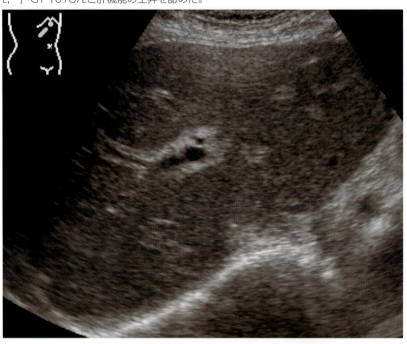

a

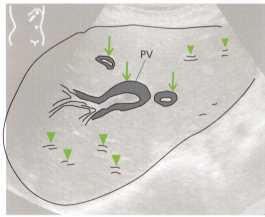

肝実質エコーレベルの低下と門脈域の肥厚，末梢枝が多数描出されている（a，b）。門脈域肥厚（矢印），末梢枝明瞭化（矢頭）。

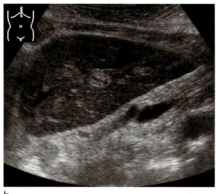
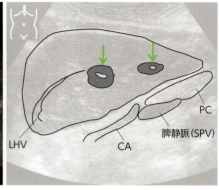

b
門脈域肥厚(矢印),実質エコーレベル低下。

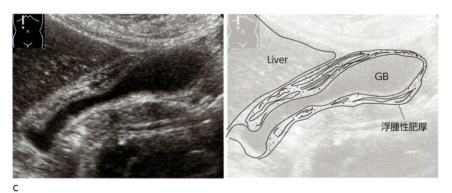

c
胆嚢内腔の虚脱と浮腫性肥厚を認める。
生検を含めた各種検査で自己免疫性肝炎による急性肝炎と診断された。

肝臓

急性肝炎③
伝染性単核球症／EBウイルス感染症
— Infectious mononucleosis / Epstein-Barr virus infection

20代女性。1週間前から発熱，咳，関節痛。3日前より嘔気出現，採血で肝機能障害を認めたため精査（T-bil 2.8mg/dL，AST 383U/L，ALT 533U/L，LD 650U/L，γ-GT 126U/L，ALP 795U/L）。

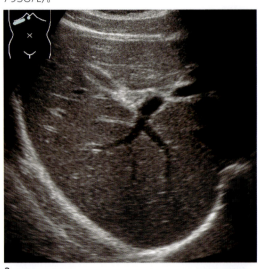
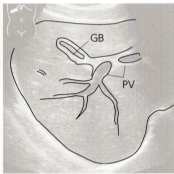

a

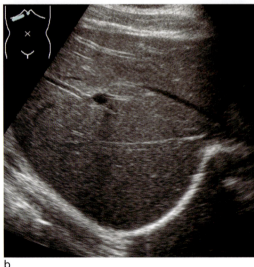
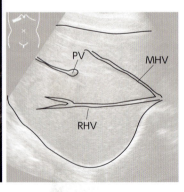

b

右葉腫大を認める。前後径は右葉124mm，左葉47mm。肝内脈管末梢枝は全体的に目立つ印象である（a，b）。

22

疾患概要

- 唾液を介したEBVの感染により引き起こされる。疲労，発熱，咽頭炎，およびリンパ節腫脹が特徴である。

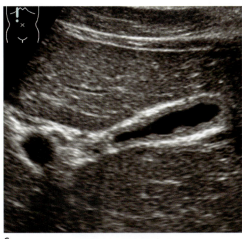
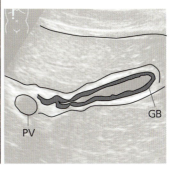

c
胆嚢は虚脱し，全周性に壁肥厚を認める。

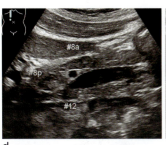
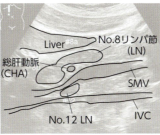

d

肝門部リンパ節の腫大を認める(d)。脾腫を認める(e)。137×46mm。
EBV抗体IgG 3.5G.I, IgM 2.4M.I と陽性であり，EBV初感染による伝染性単核球症と診断された。

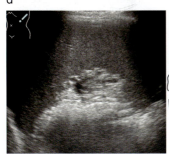
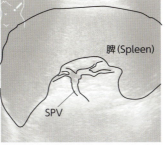

e

劇症肝炎 ─────── Fulminant hepatitis

US所見

- 肝萎縮
- 肝表面の凹凸不整
- 実質のエコーレベルの不均一化
- 胆嚢内腔虚脱，壁肥厚
- 腹水

20代女性。アルコール性肝障害で心肺停止蘇生後に救急搬入。新鮮凍結血漿（FFP）投与，透析離脱後のUSスクリーニング。T-bil 1.8mg/dL, AST 25U/L, ALT 17U/L, LD 259U/L, γ-GT 39U/L。

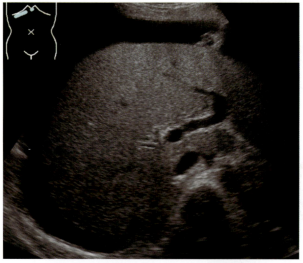

a

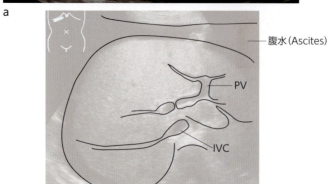

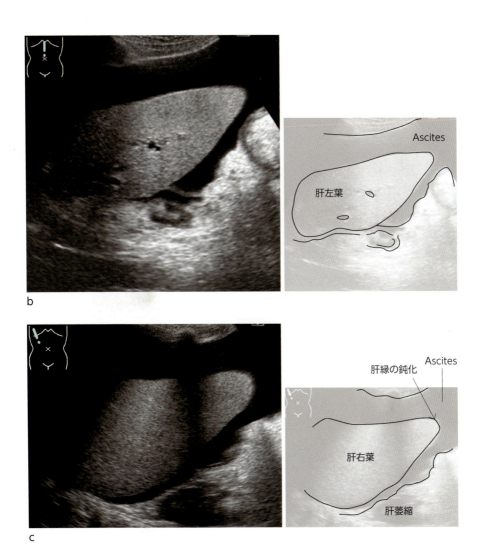

c

劇症肝炎治癒過程のUS所見
肝腫大はなく，右葉はむしろ小さめ。前後径：左葉 49mm，右葉 89mm。実質のエコーレベルは不均一にやや上昇，肝縁の鈍化と多量の腹水を認める（a～c）。
腹水により，FibroScan®の計測は不能なため，shear wave elastographyで計測し，弾性値は3.4m/秒と上昇，F4（肝硬変）相当であった。

肝臓

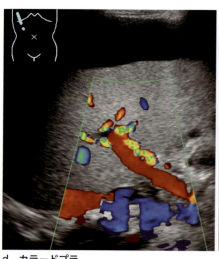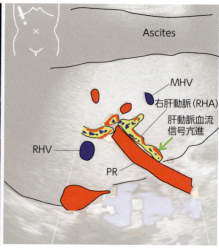

d　カラードプラ

門脈血流は求肝性であるが，本幹血流速度 V_{mean} 11cm/秒，flow volume 520mL/分と 低下傾向で，動脈血流速度は上昇し，V_{max} 132cm/秒と動脈肝の状態である．

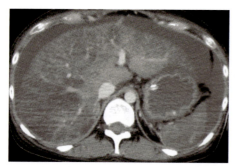

造影CT

緊急搬送時（約50日前）．肝の吸収値はまだらに低下しており，脂肪肝の所見．傍臍静脈の拡張を認め，門脈圧亢進症の所見．多量の腹水を認める．

搬送時血液データ：T-bil 5.9mg/dL，AST 218U/L，ALT 34U/L，LD 486U/L，γ-GT 43U/L．

疾患概要

- 肝炎ウイルス感染，薬物アレルギー，自己免疫性肝炎などが原因で，正常の肝臓に短期間で広汎な壊死が生じ，進行性の黄疸，出血傾向および精神神経症状（肝性脳症）などの肝不全症状が出現する病態である．
- 急性肝炎のうち，初発症状出現後8週以内にⅡ度以上の肝性脳症をきたし，プロトロンビン時間が40％以下まで低下したものと定義される[1]．

参考文献

1) Sugawara K, et al：Acute liver failure in Japan: definition, classification, and prediction of the outcome. J Gastroenterol 2012；47：849-61.

慢性肝炎 ——— Chronic hepatitis

> **US所見**
> - 肝縁の鈍化
> - 肝門部リンパ節の腫大
> - 脾腫

注意：慢性肝炎では必ずしもこのような所見が得られるとは限らない。USで特徴的な所見を得られない場合もある。

80代女性。C型慢性肝炎。

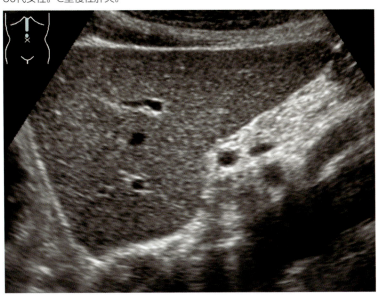

正中縦走査

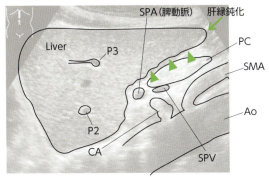

肝縁の鈍化（矢印）と表面のごく軽度凹凸（矢頭），実質の性状はごく軽度粗造。

肝臓

疾患概要
- 慢性肝炎診断基準（犬山分類 1994）によって分類される。
- 6カ月以上の肝機能異常とウイルス感染が持続している病態をいう。
- B型肝炎ウイルス（HBV）によるB型慢性肝炎とC型肝炎ウイルス（HCV）によるC型慢性肝炎が含まれる。
- 肝硬変，肝細胞癌（HCC）へと進展する。
- 組織学的には門脈域にリンパ球を中心とした細胞浸潤と線維化を認める。線維化（Staging）F0〜F4，と壊死・炎症所見（Grading）A0〜A3の各段階に分け表記する。

US point
慢性肝炎，肝硬変などの肝表面の凹凸を評価する際には裏面をみるととらえやすい。

参考文献
1) 日本肝臓学会：慢性肝炎診療のためのガイドライン平成19年度，2007．

肝硬変① — Liver cirrhosis

> **US所見**
> - 右葉萎縮，左葉腫大，尾状葉腫大
> - 肝縁鈍化
> - 表面の凹凸不整
> - 実質粗造
> - 肝静脈の狭小・径不同化
> - 脾腫
> - 門脈径の拡張
> - 側副血行路
> - 胆嚢壁肥厚
> - 腹水

70代女性。C型肝硬変。

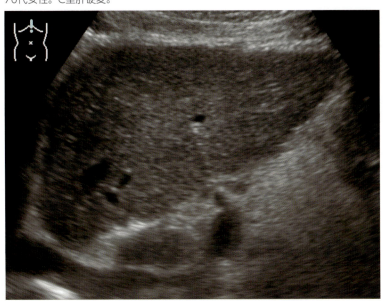

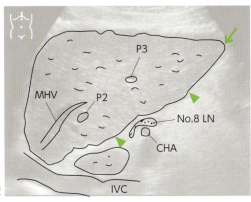

a　正中縦走査

肝臓

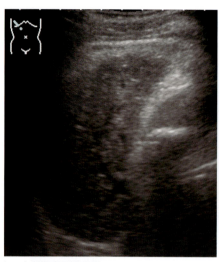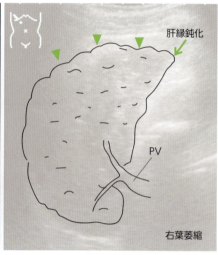

b　右前腋窩線縦走査

左葉腫大（a），右葉萎縮（b），肝縁の鈍化（矢印），実質粗造，表面の凹凸（矢頭）を認める。肝硬変の所見を呈している。

疾患概要

- <u>著明な線維化</u>とともに肝実質の<u>再生結節形成</u>を示す肝障害の最終像である[1〜3]。肝細胞の壊死・脱落により肝小葉構造が破壊され，Glisson鞘を中心とした線維性結合織と再生結節により肝小葉の改築をみる病変である[2]。さまざまな程度の肝細胞機能不全と門脈圧亢進症を示す。わが国での病因はウイルス性肝炎が80％を占め，うちHCV 60％，HBV 13％である[2]。欧米で多いアルコール性は，わが国では約10％程度である。このほかに最近では<u>肥満や糖尿病</u>を基礎にした非アルコール性脂肪肝炎（nonalcoholic steatohepatitis：<u>NASH</u>）からの肝硬変が注目されている。

参考文献

1) 日本消化器病学会：肝硬変診療ガイドライン．2015．
2) 黒川 清，ほか：内科学Ⅱ 第2版．文光堂，2003．
3) 日本肝臓学会：慢性肝炎・肝硬変の診療ガイド．文光堂，2013．

肝硬変② ─────────── Liver cirrhosis

40代男性。C型肝硬変。Plt 65,000/μL，AST 40U/L，ALT 54U/L，Ⅳ型コラーゲン・7S 5.6ng/mL。

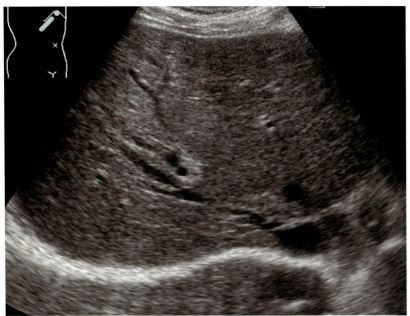

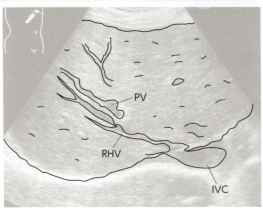

a
肝実質は粗造。肝静脈の狭小径不同を認める。

肝臓

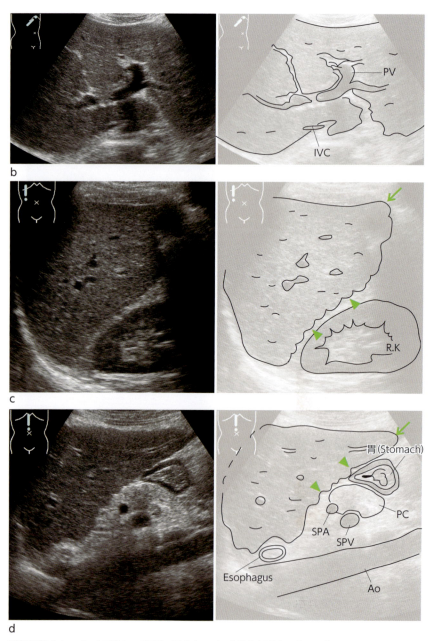

b

c

d

肝縁は鈍化（c，d：矢印）し，表面に凹凸（c，d：矢頭）を認める（a～d）。

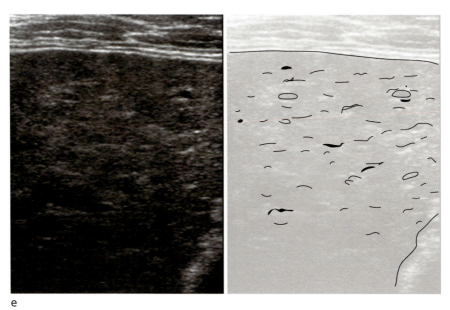

e
高周波プローブ(7.5MHz)の観察では実質の粗造を明瞭に認識できる。肝硬変の所見である。

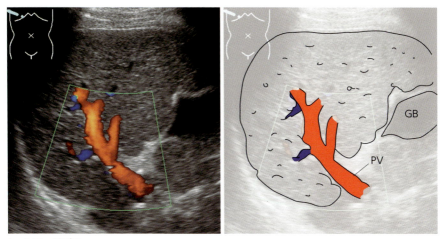

f　カラードプラ
門脈血流は求肝性に保たれている。

肝硬変③ — Liver cirrhosis

40代女性。Wilson病。

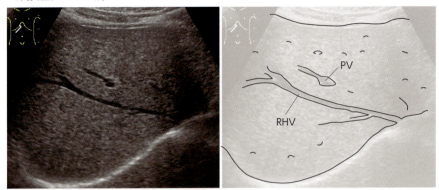

a　右肋骨弓下走査

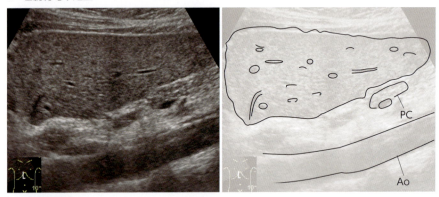

b　正中縦走査

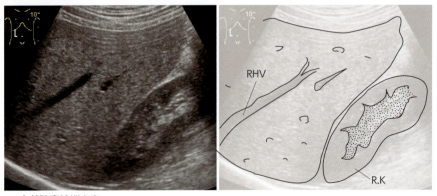

c　右前腋窩線縦走査

肝実質は粗造で肝縁は鈍化している。

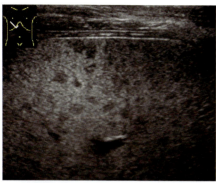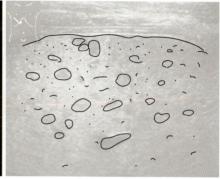

d 右肋間走査

高周波プローブ(7.5MHz)では内部に低エコー結節様構造を多数認め,再生結節が疑われた。肝硬変を疑う所見である。

> **US point**
>
> 慢性肝炎・肝硬変例において,一手間かけた高周波プローブによる観察で,より鮮明かつ正確な実質の評価が可能となる。

肝臓

肝硬変による側副血行路①
傍臍静脈の再開通
―― Re canalization of paraumbilical vein

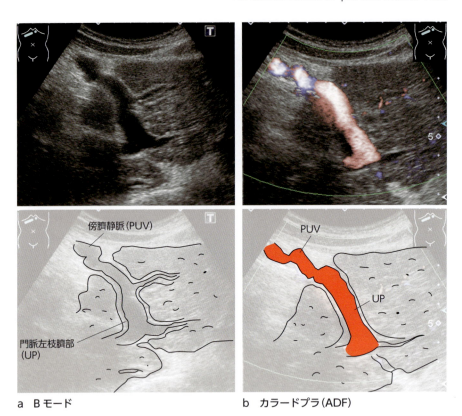

a　Bモード　　　　　　　b　カラードプラ（ADF）

傍臍静脈（paraumbilical vein）は径10mmと拡張し（a），カラードプラ（advanced dynamic flow：ADF）では腹壁方向へ連続する遠肝性の血流信号を認める（b）。門脈圧亢進症に伴った側副血行路の所見である。

肝硬変による側副血行路②
浅腹壁静脈短絡 ──── Superficial epigastric vein shunt

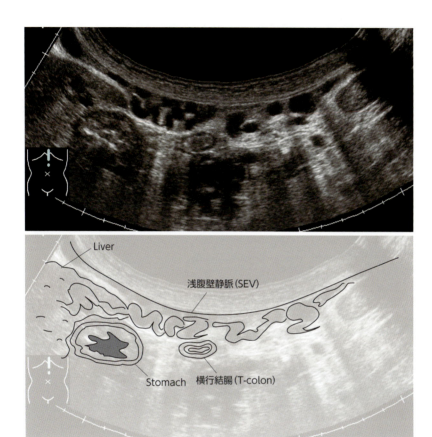

a　Panoramic view
傍臍静脈から連続した腹壁直下の浅腹壁静脈(SEV)の拡張蛇行を認める。

肝臓

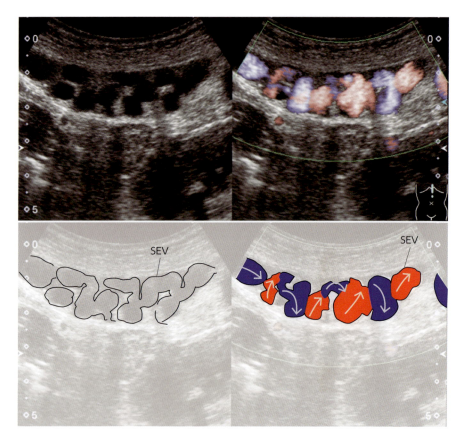

b　Bモード　　　　　　　　　　c　カラードプラ（ADF）

蛇行して足側へ連続する血流信号を認める（c）。

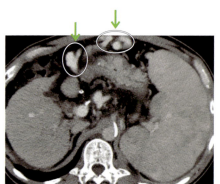

造影CT
肝は変形し，表面に凹凸不整あり，肝硬変の所見。著明な脾腫を認める。傍臍静脈（矢印）の拡張を認めている。

肝硬変による側副血行路③ 短胃静脈短絡 ─────── Short gastric vein shunt

10代女性。Wilson病による肝硬変。肝移植前評価。

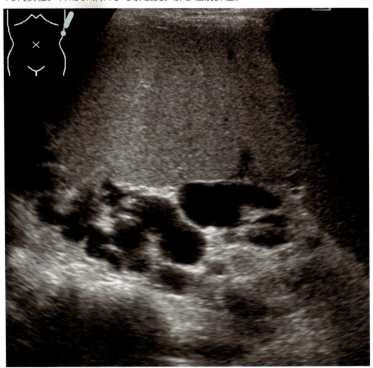

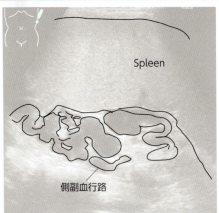

a　Bモード
脾門部に拡張蛇行した血管構造を認める。

肝臓

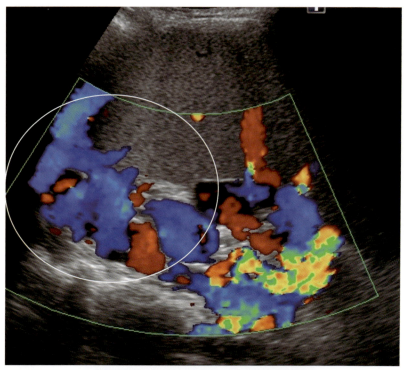

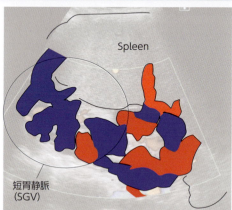

b　カラードプラ
内部に血流信号を認める。短胃静脈への短絡を疑う。

非代償性肝硬変　　　　　　　　Decompensated cirrhosis

50代女性。Wilson病劇症型(脳死肝移植待機中，意識障害あり，ICU入室中のUS検査)。

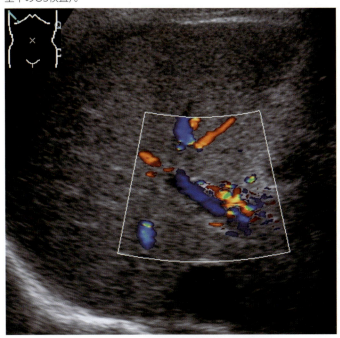

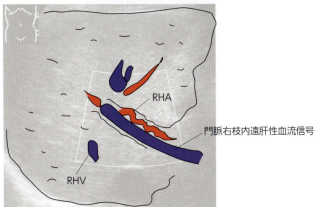

RHA
門脈右枝内遠肝性血流信号
RHV

肝表面は凹凸不整，実質は粗造で肝硬変を疑う所見。カラードプラでは門脈圧亢進により門脈血流信号は遠肝性を呈している。このような血流信号をとらえた場合，肝性脳症を発症する可能性があり，注意が必要である。

肝臓

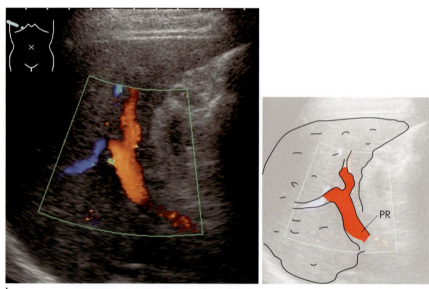

b
健常例では門脈の血流信号は求肝性である。

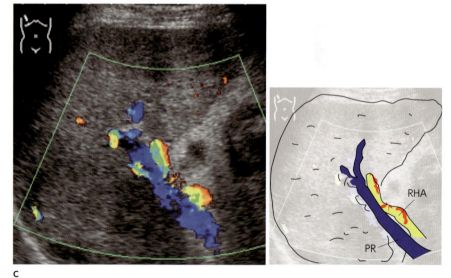

c
肝硬変例の門脈圧亢進による遠肝性血流信号。伴走する右肝動脈の血流信号は求肝性で高速化し，モザイクパターンを呈している。

脂肪肝 — Fatty liver

> **US所見**
> - 実質エコーレベル上昇(Bright liver)
> - 肝腎コントラスト(Hepato-renal contrast)/
>   肝脾コントラスト(Hepato-splenic contrast)
> - 深部エコーの減衰(Deep attenuation)
> - 肝内脈管不明瞭化(Vascular blurring)
> - 肝内限局性低エコー域(Focal spared area)
> - 右腎との境界不明瞭化(Indistinct band sign)

50代男性。

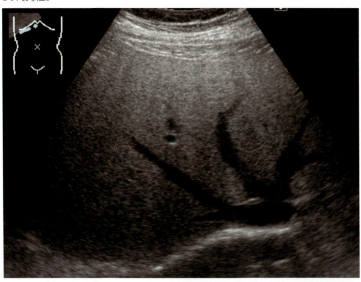

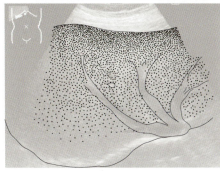

a　右肋弓下走査
肝実質のエコーレベルは上昇し, 性状は密, 深部エコーは減衰している。

肝臓

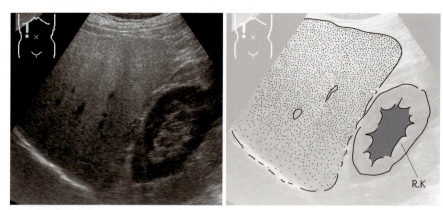

b　前腋窩線縦走査

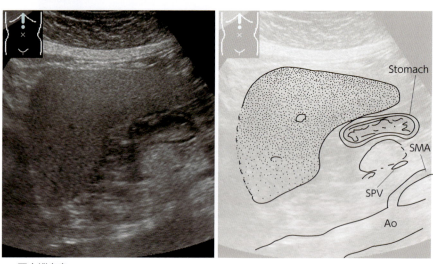

c　正中縦走査

前後径は左葉85mm，右葉128mmと肝腫大を認める。肝腎コントラストを認める（b）。肝縁は鈍化している（c）。高度脂肪肝の所見である。

疾患概要

- ウイルス性，自己免疫性などの慢性肝疾患を除外した疾患で，肝細胞に中性脂肪が沈着して肝障害をきたす疾患の総称。脂肪肝にはアルコール性脂肪肝（alcoholic steatohepatitis：ASH）と明らかな飲酒歴がない非アルコール性脂肪性肝疾患（nonalcoholic fatty liver disease：NAFLD）がある。
- 正常肝でも2～4％は脂質を含んでいる。病理組織標本で脂肪滴を伴う肝細胞が30％以上認められる症例は画像診断でも脂肪沈着症が強く疑われ，臨床では一般に脂肪肝とよばれているが，2015年のガイドラインでは肝細胞の5％以上に脂肪滴を認めれば脂肪肝と診断するとされた。
- USによる脂肪沈着は10～30％存在した際に診断可能とされている。USによる30％以上の肝臓内脂肪化を有する脂肪肝の検出頻度は，感度85～100％，特異度90～93％と報告されている[1～4]。通常のBモードで，NAFLと炎症や線維化を伴うNASHとの鑑別は困難とされている。エラストグラフィはNAFLD/NASH（p.55参照）の診断や鑑別に有用ではないが，NASHの線維化Stageの判断には有用とされている。

NAFLD・NASHの定義

①NAFLDは，組織診断あるいは画像診断で脂肪肝を認め，アルコール性肝障害など他の肝疾患を除外した病態である

②エタノール換算で男性30g/日，女性20g/日以上の飲酒量でアルコール性肝障害を発症しうるので，NAFLDの飲酒量はそれ未満となる[5]

③NAFLDは組織学的に大滴性の脂肪変性を基盤に発症し，
- 非アルコール性脂肪肝（nonalcoholic fatty liver：NAFL）
- 非アルコール性脂肪性肝炎（nonalcoholic steatohepatitis：NASH）

に分類される

④NASHは，脂肪変性，炎症，肝細胞傷害（風船様変性）が特徴である

参考文献

1) 日本消化器病学会：NAFLD/NASH診療ガイドライン2014．南江堂，2014，p72-73，p78-79．
2) Hernaez R, et al：Diagnositc accuracy and reliability of ultrasonography for the detection of fatty liver. A meta-analysis. Hepatology 54：1082-1090, 2011.
3) Lewis JR, et al：Nonalcohoic fatty liver disease：a review and update. Dig Dis Sci 55：560-578, 2010.
4) Dasarathy S, et al：Validity of real time ultrasound in the diagnosis of hepatic steatosis: a prospective study. J Hepatol 51：1061-1067, 2009.
5) 日本肝臓学会：NASH・NAFLDの診療ガイド2015．文光堂，2015．

肝臓

肝腎コントラスト(Hepato-renal contrast)

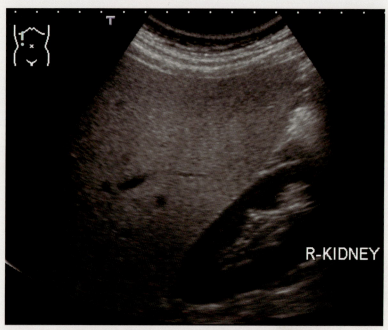

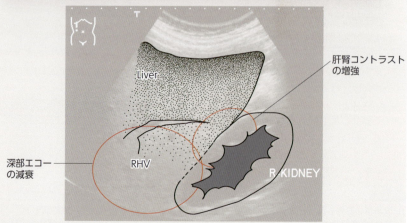

右前腋下線走査
肝実質のエコーレベルは上昇し，腎皮質のエコーレベルは相対的に低下している。肝腎コントラストを認める。深部エコーの減衰も認める。

US像と病理組織像との対比

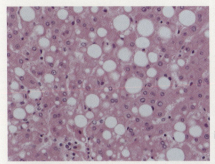

西田 睦：超音波検査の原理・検査法・検査時の注意点とピットフォール．検査と技術 37：697-706, 2009 より引用

a 組織像（HE×400）

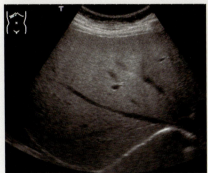

b US像

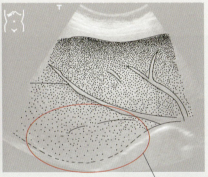

深部エコーの減衰

- 正常肝は同様の肝細胞で構築されているため，音響インピーダンスの違いはなく，反射は多くは起こらない。そのためエコーレベルの上昇はみられない。
- 脂肪肝は肝細胞質内に脂肪滴が存在(b)しており，肝細胞質と脂肪滴の音響インピーダンスが異なるため，脂肪滴と肝細胞質の境界で反射が多数発生する(a)。結果として脂肪肝の場合は実質のエコーレベルが上昇し，bright liverとなる。皮下脂肪のように脂肪細胞のみで構築されている場合は，音響インピーダンスの異なる構造がなく反射は起こらず，かつ脂肪は音の減衰が少ないためエコーレベルは低下する。

肝臓　　高度脂肪肝　　　　　　　　　　　　　　Severe fatty liver

30代男性。BMI 35.3。

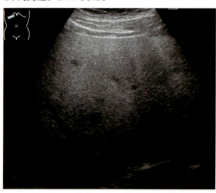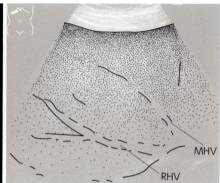

a

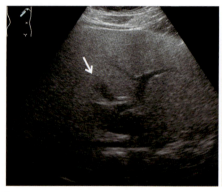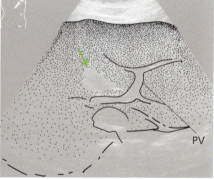

b

肝実質のエコー性状は密で，エコーレベルは上昇している(a)。深部エコーの高度の減衰を認め，横隔膜の認識は不良である。
高度脂肪肝の所見である。肝門部にはfocal spared areaを認める(b：矢印)。

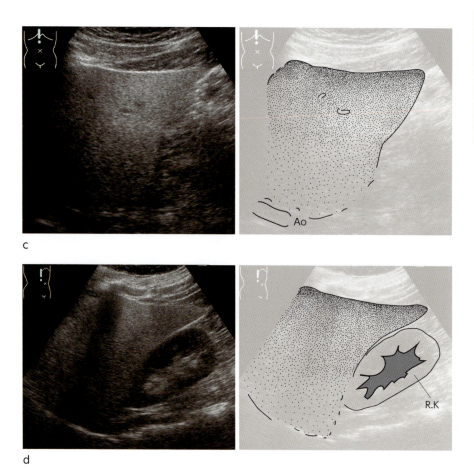

c

d

前後径は左葉88mm（c），右葉134mmと肝腫大を認める（d）。肝腎コントラストを認める（d）。

肝臓

限局的な低エコー域(Focal spared area)

50代男性。

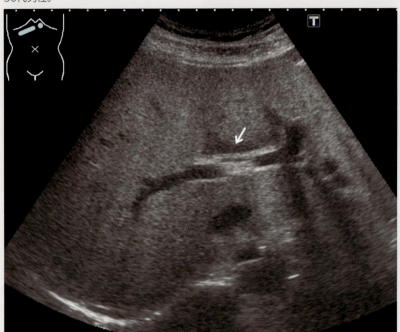

背景の肝実質性状は密で、エコーレベルは上昇している。軽度の深部エコーの減衰を伴っており、中等度脂肪肝の所見である。門脈腹側に不整形な低エコー域を認める(矢印)。この領域は右胃静脈の灌流により、背景の肝実質より脂肪化の少ない領域であることが推察される。
異所性静脈の灌流域は脂肪成分の少ない血流が灌流するため、このように脂肪化が少ない正常の肝実質の領域が相対的に低エコーに描出される。

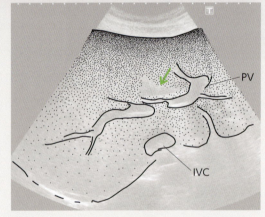

40代男性。

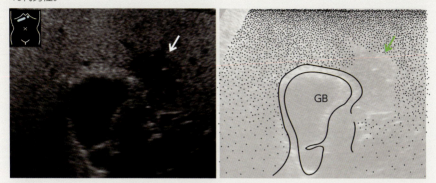

胆嚢床に不整形な低エコー域を認める(矢印)。胆嚢静脈の灌流域であり,背景が脂肪肝であるのに対し,限局的に脂肪沈着の弱い領域と考えられる。

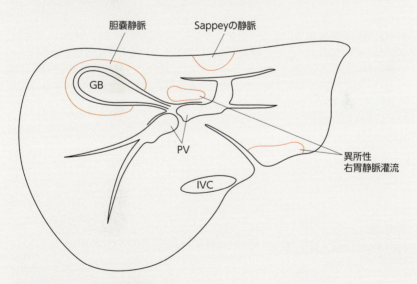

限局的な低エコー域の好発部位
赤線で示した領域が異所性静脈の灌流域である。

肝臓

所見概要

- 脂肪肝でみられる限局性の低エコー領域。
- 異所性静脈灌流によるもの。肝細胞は酸素を動脈血から，栄養分を門脈血から取り込んでいるが，特定の領域が門脈血ではなく，異所性の静脈灌流を受けており，その灌流領域では灌流血流量や性状の変化により限局性に脂肪沈着の少ない領域や多い領域となる。Focal spared areaは腸管から門脈を介して肝内に流入する血流内には脂肪成分が多いが，門脈を介さないで異所性に灌流する静脈内には脂肪分が少ないことなど栄養素やホルモン含有量の差によるものと考えられている。
- 好発部位は肝左葉内側区域の門脈横行部腹側（異所性の右胃静脈の灌流），胆嚢周囲（胆嚢静脈の灌流），肝円索内側（Sappey静脈の灌流）である（p.51 図）。
- 特に肝門部門脈横行部腹側の低エコー域には，胃前庭部小彎側・幽門・十二指腸・膵頭部から血流を受ける右胃静脈（別名 pyloro-duodenal-pancreatic vein）がCouinaudの提唱するparabiliary venous systemを介してS4背側に直接灌流する。頻度は低いが，この異所性灌流はS1，S2，S3などにもみられることがある。
- 右胃静脈異所灌流域による実質変化として，①脂肪肝におけるfocal spared area，②限局性脂肪肝，③硬変肝における過形成性変化が知られている。
- 脂肪肝におけるfocal spared areaは背景の脂肪肝や好発部位・楔状の形状などで一般に診断は容易であるが，限局性脂肪肝と過形成性変化は腫瘍との鑑別が問題となる。

参考文献

1) 小林　聡，ほか：門脈主幹外から肝臓へ直接流入する静脈系について．日獨医報 52：2：153-158, 2007.
2) Matsui O, et al：Staining in the liver surrounding gall bladder fossa on heaptic arteriography caused by increased cystic venous drainage. Gastroinitest Radiol 12：307-312, 1987.
3) Matsui O, et al：Pseudolesion in segment Ⅳ of the liver at CT during arterial portography: correlation with aberrant gastric venous drainage. Radiology 193：31-35, 1994.
4) Kawamori Y, et al：Focal hepatic fatty infiltration in the posterior edge of the medial segment associated with aberrant gastric venous drainage; CT, US, and MRI findings. J Comput Assist Tomogr 20：356-359, 1996.

限局性脂肪沈着 ——————————— Focal fatty change

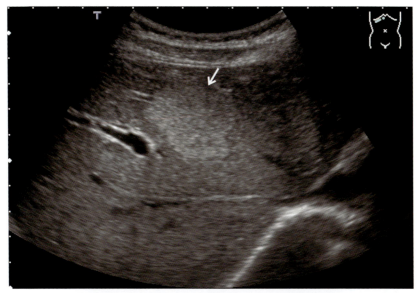

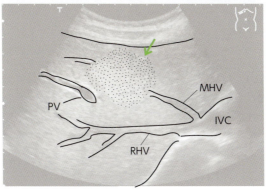

肝門部に不整形の高エコー域を認める(矢印)。内部性状は周辺肝実質と同様であり,正常血管構築も認める。位置的にも限局性脂肪沈着と考えられる。

所見概要

- Focal fatty changeは膵頭部からの静脈内に相対的に多く含まれるインスリンの影響が考えられている。

非アルコール性脂肪性肝炎 —— NASH

肝臓

50代男性。精神科にて治験投薬中，肝機能障害にて精査。BMI 31.2。

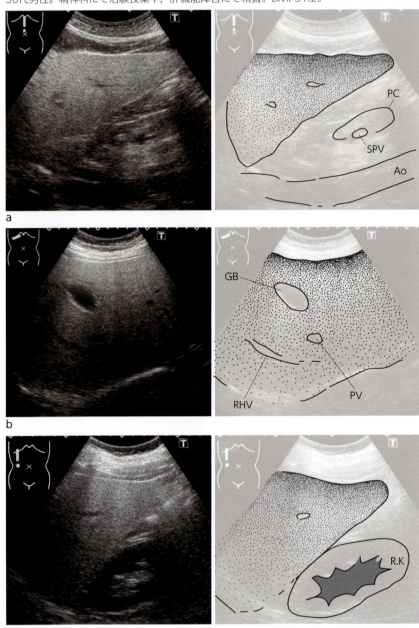

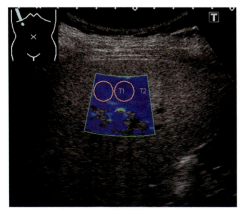

d　Shear wave elastography

肝実質性状は密，エコーレベルは上昇し，肝腎コントラストを認める．深部エコーの減衰を認め横隔膜は不明瞭化している．高度脂肪肝の所見を呈している（a～c）．
FibroScan®ではmedian 20kPa，shear wave elastographyでも12.3KPaと，F4（肝硬変）相当の弾性値であった（d）．
生検でNASH-LCと診断された．

疾患概要

- NAFLDの多くは肥満，糖尿病，脂質異常症，高血圧などを基盤に発症することから，メタボリックシンドロームの肝病変としてとらえられている．
- NAFLDは病態がほとんど進行しないと考えられる非アルコール性脂肪肝（NAFL）と進行性で肝硬変や肝癌の発症母地にもなる非アルコール性脂肪性肝炎（NASH）に分類される（p45参照）．
- エラストグラフィはNAFLD/NASHの診断や鑑別に有用ではないが，NASHの線維化stageの判断には有用である[1]．

参考文献
1）日本消化器病学会：NAFLD/NASH診療ガイドライン2014．南江堂，2014．

うっ血肝① ─────────── Congestive liver

> **US所見**
>
> - IVC，肝静脈の拡張と呼吸性変動の消失＊
> - 肝腫大
> - 腹水

＊長軸だけではなく，短軸像でも観察する。

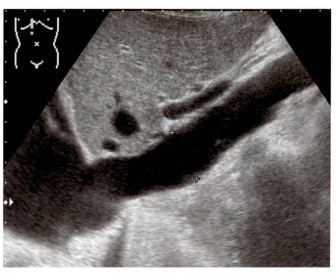

a
IVCは26.3mmと拡張している。

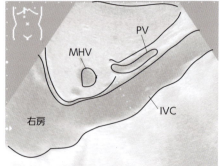

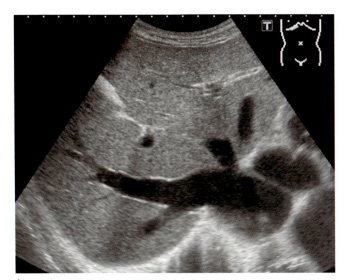

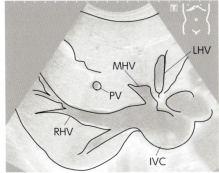

b
肝静脈の拡張を認める。拡張した静脈径の呼吸性変動はみられない。

疾患概要

- 右心不全により,静脈のうっ滞を生じ,IVCや肝静脈の圧が上昇する。
- 呼吸困難や肝腫大,腹水,浮腫が臨床所見として認められることがある。
- 長期間にわたってうっ血性心不全が持続すると肝硬変へ進展する。

うっ血肝②（肝硬変） ——— Congestive liver

70代男性。大動脈弁狭窄および閉鎖不全症。以前から肝硬変を指摘されており精査依頼。

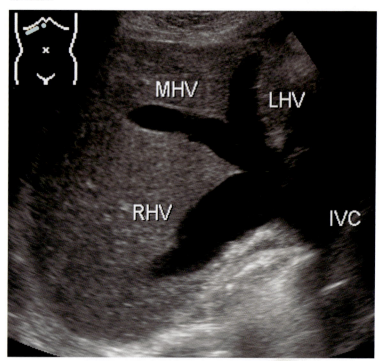

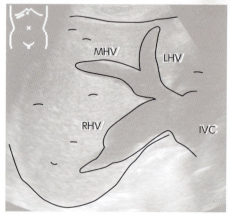

a
肝静脈の著明な拡張を認め，playboy bunny figureともよばれる所見を呈している。

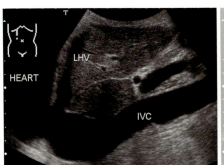
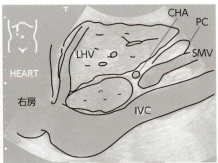

b
IVC径は36.2mmと拡張している。

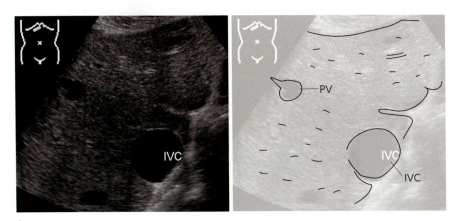

c
IVCは短軸像で球形に近く，緊満感がみられている。IVC径と肝静脈径の呼吸性変動はみられなかった。肝実質は粗く，肝表面の凹凸を認め，肝縁は鈍化し，肝硬変の像である。

参考文献

1）Guidelines for the Use of Echocardiography as a Monitor for Therapeutic Intervention in Adults：A Report from the American Society of Echocardiography. J Am Soc Echocardiogr 28：40-56, 2015.

肝臓

うっ血肝診断の注意点

US point

若くやせた被検者などで呼気時にIVCや肝静脈が太く観察される場合がある。そのような場合は必ず，吸気やsniff（鼻で息を吸う）での観察も行う。吸気で20％以上，sniffで50％以上の呼吸性変動があれば，うっ血肝は否定される。

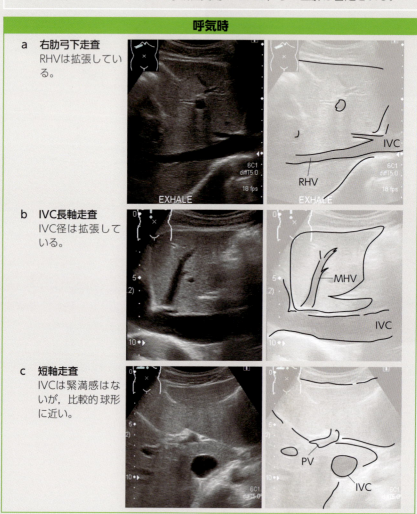

呼気時

a　右肋弓下走査
　　RHVは拡張している。

b　IVC長軸走査
　　IVC径は拡張している。

c　短軸走査
　　IVCは緊満感はないが，比較的球形に近い。

注意：IVC径の計測は呼気時にIVCを長軸で描出し，右房から5〜30mmの範囲の肝静脈合流部付近を計測する。正常では最大IVC径21mm以下でSniffにて50％以上の変動を示すが，右房圧が上昇すると最大径が21mm以下でも呼吸性変動は50％以下，または21mm以上で50％を超える呼吸性変動となる（推定右房圧5〜10mmHg）。推定右房圧が増加すると21mm以上で50％未満の呼吸性変動となるとASEガイドライン[1]には記載されている。しかしながら，IVC径は個人差が大きく，計測方法や判定基準は施設により異なるため，経時的変化や身体所見など総合的な判断が重要である。筆者の施設ではIVC径18mm以上を拡張の目安としている。

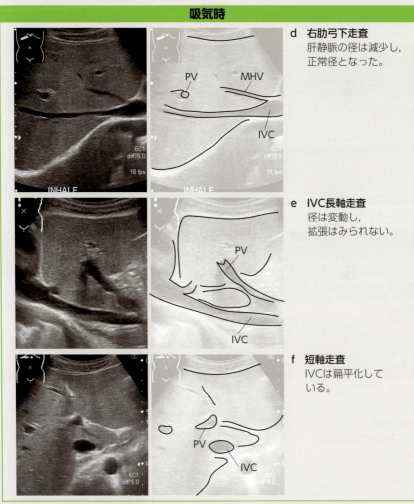

吸気時

d 右肋弓下走査
肝静脈の径は減少し，正常径となった。

e IVC長軸走査
径は変動し，拡張はみられない。

f 短軸走査
IVCは扁平化している。

参考文献
1) Rudski LG, et al：Guidelines for the echocardiographic assessment of the right heart in adults: a report from the American Society of Echocardiography endorsed by the European Association of Echocardiography, a registered branch of the European Society of Cardiology, and the Canadian Society of Echocardiography. J Am Soc Echocardiogr 23：685-713, 2010.

肝臓

3. 肝血管病変
肝内門脈静脈短絡症① —— Portal-venous shunt

US所見

- 不整形な嚢胞性病変
- 門脈と肝静脈への連続性あり
- カラードプラで門脈から肝静脈へ連続する血流信号あり*

＊一見嚢胞と間違えやすいので，疑ったらカラードプラで確認すると，簡単に診断が行える。

70代女性。

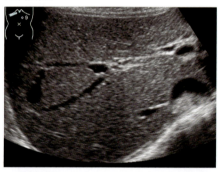

a　Bモード

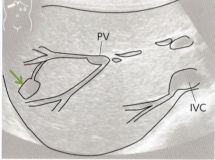

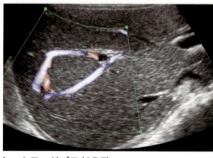

b　カラードプラ（ADF）

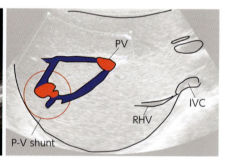

肝右葉に脈管と連続する瘤状の嚢胞性病変を認める（a：矢印，c）。
内部に血流信号を認め（b），門脈から右肝静脈に連続していた（d）。

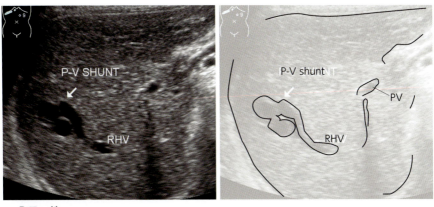

c　Bモード

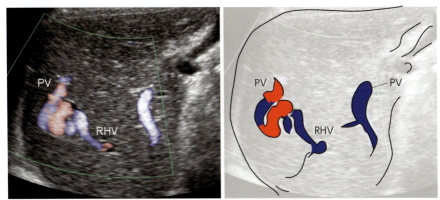

d　右肋弓下走査

疾患概要

- 肝内門脈と肝静脈の間に短絡がみられる状態。短絡部は右葉に多い。先天性に正常肝に多発する場合と，肝硬変などによる門脈圧亢進症や外傷によるものがある。無症状のことも多いが，シャント量が多いと肝性脳症の原因となることがある。

肝内門脈静脈短絡症② —— Portal-venous shunt

70代女性。

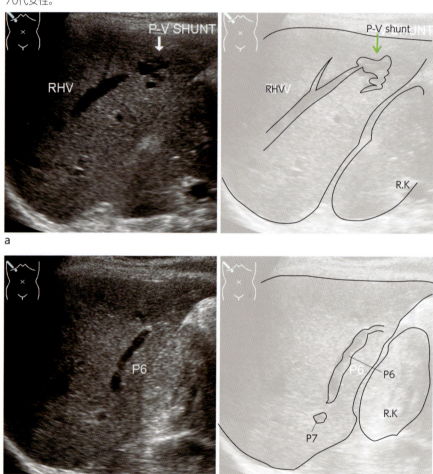

a

b Bモード

肝右葉に脈管と連続する不整形な嚢胞性病変を認める(b)。

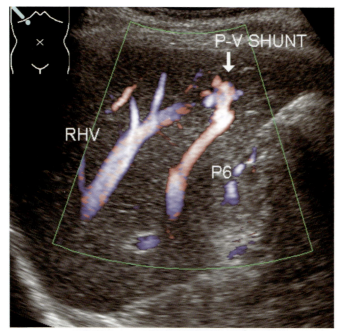

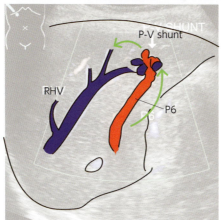

c　カラードプラ（ADF）
内部に血流信号を認め，P6から右肝静脈に連続している。

肝臓

門脈ガス血症 ── Hepatic portal venous gas（PVG）

US所見

- 門脈内，肝実質内に多発する点状〜斑状高輝度エコー
- 門脈血流とともに移動する高輝度エコー

注意：胆管内ガス像（胆道気腫：pneumobilia）と間違わないようにする。

60代男性。Crohn病の診断で内服治療中，小腸穿孔で小腸切除を4回施行している。術後，胆道系酵素上昇で依頼。

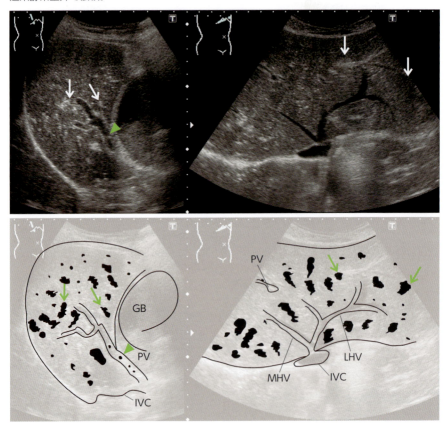

a
肝臓両葉門脈内に高輝度スポット（矢印）を多数認める。PVGの所見である。リアルタイムの観察では門脈内にも肝内に流入するガス像を認めた（矢頭）。

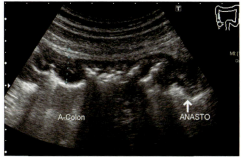

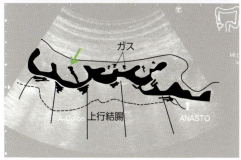

b
門脈内のガスは上腸間膜静脈から流入しており、さらに末梢静脈を追跡した結果、リアルタイムの観察では限局的に肥厚した上行結腸壁から回結腸静脈内へ流入するガス像を認めた（矢印）。Crohn病の大腸粘膜障害によるPVGが疑われた。

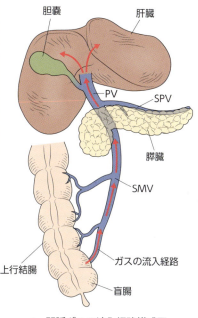

c　門脈ガスの流入経路模式図
Crohn病による結腸の粘膜障害で、図に示した経路で腸管から回結腸静脈、上腸間膜静脈、門脈を介して肝内に流入したと考えられた。

疾患概要

- 腸管虚血や炎症、拡張など、種々の原因によって生じる病態である[1,2]。従来、腸管壊死に伴う予後不良の徴候であり、緊急手術の適応とされてきたが、近年は保存的に軽快した症例も増加している[3,4]。PVGの発症には腸管内圧の上昇と粘膜障害が挙げられる。腸管虚血のほか、胃潰瘍や急性胃拡張による発症、麻痺性イレウス、腹腔内膿瘍、潰瘍性大腸炎、Crohn病、胆管炎、膵炎、医原性の発症例が報告されている。

参考文献

1) Liebman PR, et al：Hepatic portal venous gas in adults：Etiology, pathophysiology and clinical significance. Ann Surg 187：281-287, 1987.
2) 山口敏郎：門脈ガス血症の発生機序に関する実験的研究. 日消外会誌 13：1260 -1270, 1980.
3) 金丸　仁、ほか：門脈ガス血症の手術適応―本症12例の経験から―. 日消外会誌 35：1369-1376, 2002.
4) 渡部裕志：保存的に治療しえた門脈ガス血症の2例. 日腹部救急医会誌 34：691-695, 2014.

肝臓

4. 肝占拠性病変

代表的な結節のシェーマと所見用語

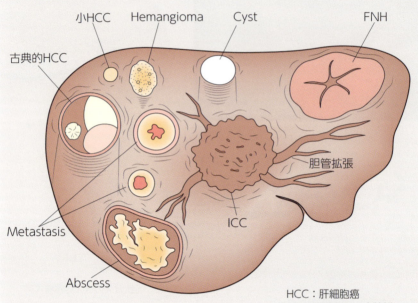

HCC：肝細胞癌
Hemangioma：血管腫
Cyst：嚢胞
FNH：限局性結節性過形成
Metastasis：転移
Abscess：膿瘍
ICC：肝内胆管癌

US point：肝腫瘍性病変のUS所見用語

- 周辺：腫瘍やほかの臓器に隣接する領域（腫瘍外）
- 境界（margin, border）：腫瘍と非腫瘍部，臓器と他臓器などの接点
- 辺縁（periphery）：腫瘍や臓器の境界の内側（腫瘍内，幅をもった領域）

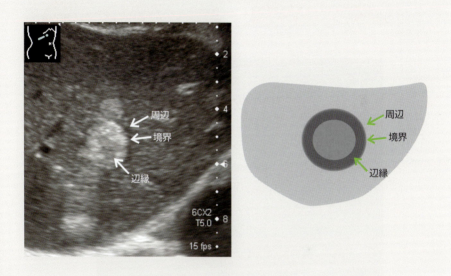

- 肝腫瘍の診断にあたっては下記の文献[1]を参考にされたい。

参考文献

1) 日本超音波医学会：肝腫瘍の超音波診断基準．Jpn J Med Ultrasonics 37：157-166, 2010.

肝嚢胞 ——————————————— Hepatic cyst

US所見

- 境界明瞭平滑
- 内部無エコー，後方エコー増強
- 類円形では側方陰影を伴う
- 隔壁を伴うことあり
- 血流信号なし

注意：隆起性病変の合併。
　　　肝膿瘍，Caroli病，門脈－静脈吻合などとの鑑別が必要となる場合あり。

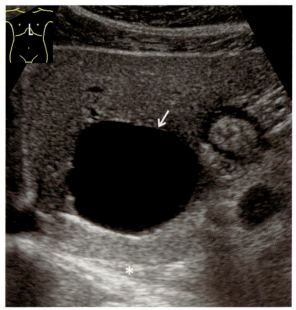

a　正中縦走査

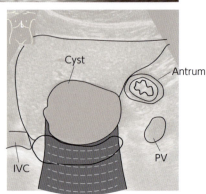

肝占拠性病変

肝嚢胞

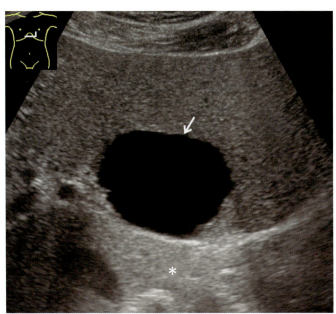

b　正中横走査
S2に境界明瞭平滑，内部無エコーの結節を認める（矢印）。後方エコーは増強している（*）。

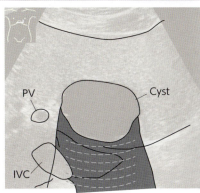

肝臓　囊胞内出血 ─────── Hemorrhagic cyst

US所見

- 囊胞壁肥厚
- 隔壁様構造，充実様エコー像
- 囊胞内点状エコー
- 血流信号なし

70代女性。以前より指摘されていた囊胞内に結節性病変を認め，CTでは囊胞内腺癌，肝エキノコックス症や粘液性囊胞性腫瘍（MCN）などの可能性が挙げられUS依頼となった。

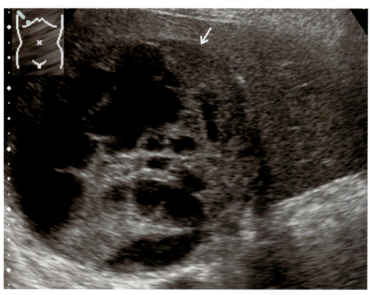

a

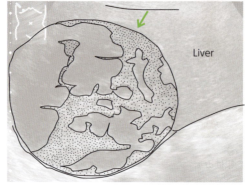

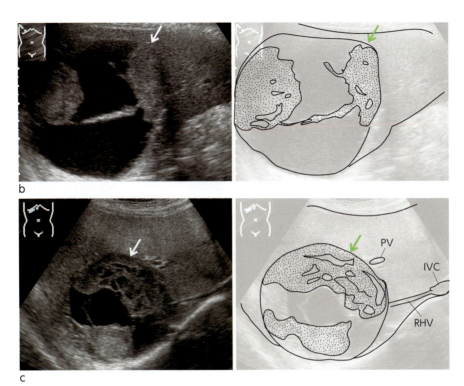

b

c

S7を中心に86mm大のほぼ球形の囊胞性病変を認める。境界明瞭，輪郭平滑，mucinous cystic neoplasmを疑う厚い壁はみられない（a～c）。内部には隔壁や結節様のエコー像を認めた。周辺脈管浸潤はみられない。

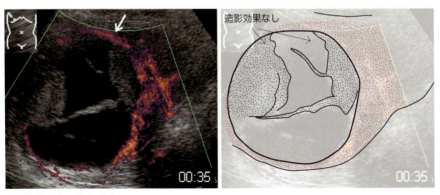

d　造影US（レボビスト）
血管相で内部に造影効果はみられない。肝エキノコックス症を疑うような虫食い像もみられない。内部のエコー像は囊胞内出血による凝固壊死物質を疑った。

肝臓

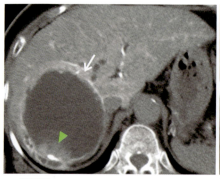
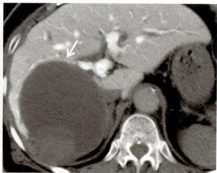

a　動脈相　　　　　　　　　b　門脈相

造影CT
右葉後区に囊胞性病変あり。内部に隆起性部分があり，早期濃染を示している(矢頭)。囊胞壁は比較的厚く，一部石灰化もみられ，動脈相で濃染し，かつ遷延性に濃染している。MCNが疑われた。造影増強効果があり，肝エキノコックス症の可能性は低いと考えられた。

CT/MRIでは，囊胞腺癌など悪性が疑われたため肝右葉切除が施行された。

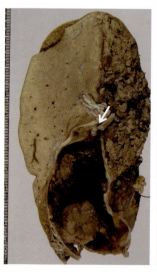
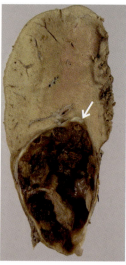

肉眼所見
内部にコアグラの詰まった囊胞を認める。囊胞壁は灰白色で境界明瞭(矢印)，浸潤を疑わせる所見はない。

組織所見(非掲載)
囊胞壁は線維性で内部に上皮を認めない。内部の貯留物はコアグラで胆汁などは認めない。悪性所見なし。

疾患概要

- 単純性囊胞の比較的まれな合併症である。
- 平均年齢は59.9歳で，男女比は6：17と女性に多い。
- 囊胞増大による内圧の上昇が囊胞壁に炎症を引き起こした結果，出血すると考えられている。
- 保存的治療が望ましいが，囊胞腺癌と診断され外科的切除が行われる場合が多い。
- 画像検査では，器質化した凝血塊に新生血管が生じて造影されることがあり，注意を要する。

参考文献

1） 鈴木文孝，ほか：肝囊胞内出血の1例. 日消誌 95：926-928, 1998.
2） 村上晶彦，ほか：肝囊胞内陳旧性血腫の一例. 岩手病医会誌 34：65-69, 1994.
3） 小林　聡，ほか：肝囊胞腺腫 との鑑別に苦慮した出血性肝囊胞の1例. 臨床放射線 43：307-310, 1998.
4） 牧山明子，ほか：囊胞内出血を来し，囊胞腺癌と鑑別を要した巨大単純性肝囊胞の1例. 肝臓 43：121-124, 2002.

肝臓 線毛性前腸性肝嚢胞
Ciliated hepatic foregut cyst

US所見

- 肝左葉内側区に多い
- 肝表面被膜下に好発
- 境界明瞭平滑
- 単房性嚢胞性病変
- 内部に高エコー像
- 血流信号なし

70代男性。CTにてS4/8に低吸収域（low density area：LDA）指摘。

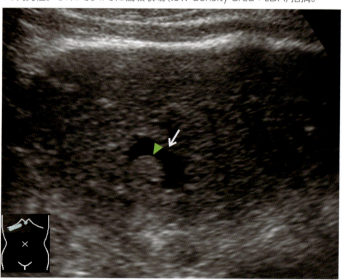

a

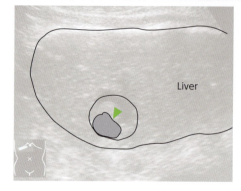

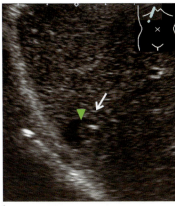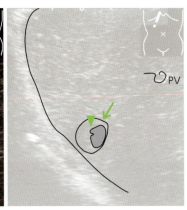

b
S4に14mm大の境界明瞭な単房性嚢胞性結節を認める(矢印)。内部に淡いエコー像を伴っている(矢頭)。ドプラにてエコー像内部に血流信号は指摘されなかった。造影US血管相(非掲載)で，嚢胞内のエコー像内部に造影効果はみられなかった。

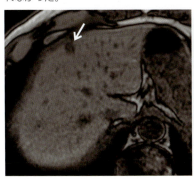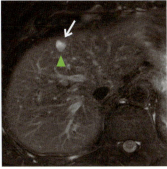

a T1WI　　　　　　　　b T2WI

MRI
S4被膜近くに嚢胞性病変を認め，T1WIで低信号，T2WIで比較的高い信号で背面に淡い低信号を認める(矢頭)。

疾患概要

- 発生期に前腸を覆う細気管支が肝組織内に迷入することにより発生。
- 組織学的に線毛上皮，上皮下結合織，平滑筋層，線維性被膜で構成される。
- 嚢胞内腔は円柱上皮からなり，内部には粘稠度の高いムチンを有する。
- 症状は認めず，各種画像検査で偶然みつかることが多い。
- 通常50mm以下。
- 単純CTで内部のムチンを反映して通常の嚢胞より高吸収を呈する。
- MRIでは，内容物のさまざまな信号パターンを反映して，T1WIで低〜等〜高信号，T2WIでは高信号として描出されることが多い。

肝臓
胆管内乳頭粘液産生腫瘍
Intraductal papillary neoplasm of bile duct (IPN-B)

US所見

- 多房性囊胞性病変
- 胆管との交通を認める
- 内部に隆起性病変を伴う
- 隆起性病変内に血流信号を認める場合あり

70代男性。14年前から近医で肝S2に囊胞性病変を指摘されており、定期検査で囊胞の増大と内部にエコー像の新規出現を認めたため、精査。

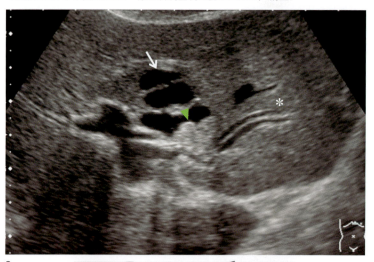

a

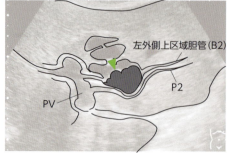

左葉外側区，門脈左枝臍部に接して41mm大の多房性の囊胞性病変を認める（a，b：矢印）。内部に隆起する15mm大の高エコーの結節像を認める（矢頭）。結節背側のB2は，径2.5mmと軽度の拡張を認めている（＊）。

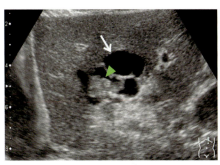
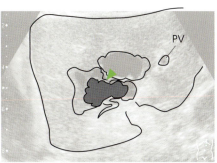

b

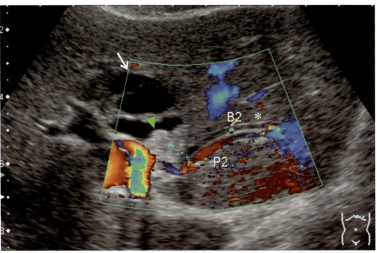

c　カラードプラ
カラードプラの感度では内部に血流信号はとらえられていない。

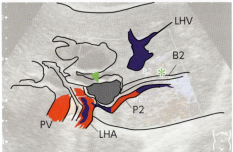

肝臓

造影US（レボビスト）
左葉外側区の結節に対して，正中縦走査で施行。

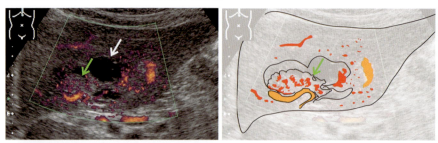

d　動脈相血管像　隆起性病変内部に流入するスポット状の造影効果を認める。

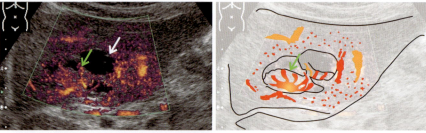

e　動脈相灌流像　内部に線状の豊富な造影効果を認める。

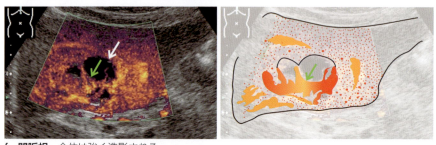

f　門脈相　全体は強く造影される。

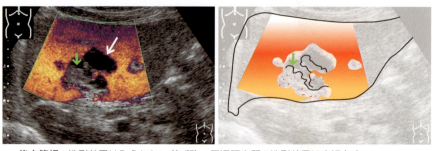

g　後血管相　造影効果はみられない（矢印）。周辺肝実質の造影効果は良好（＊）。

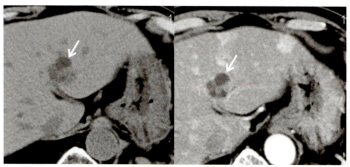

a 単純   b 動脈相

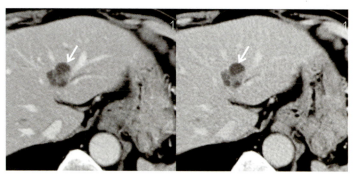

c 門脈相   d 平衡相

単純CTおよびDynamic CT
外側区に20mm大の囊胞性病変あり，背側の囊胞壁には造影される充実性の結節があり，悪性腫瘍の疑い。

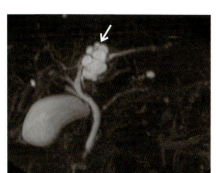

MRCP
S2に多房性の囊胞性病変（矢印）とB2の拡張を認める（緑矢頭）。

肝臓

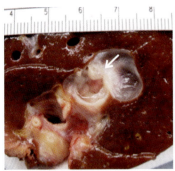
a 切除標本割面

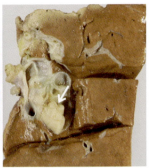
b 固定後標本割面

肉眼所見
囊胞性病変内に一部充実性増殖あり（a：矢印）。隆起性病変あり（b：矢印）。

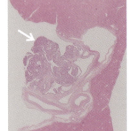
a 等倍

組織所見（HE染色）
高円柱状の異形細胞が多房性の囊胞を形成し，一部で乳頭状ないし癒合腺管状に増殖している（a〜c）。卵巣様間質は認めない。明らかな間質浸潤や脈管侵襲は認めない（c）。胆管との明らかな連続性は認めない。背景肝に異常なし。

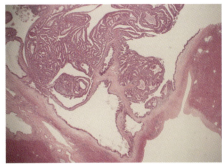
b 弱拡大

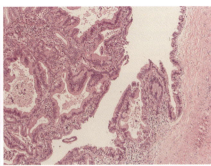
c 強拡大

疾患概要

- 臨床的に認識しうるほどの多量の粘液を産生する胆管腫瘍[1〜4]。膵管内乳頭粘液性腫瘍（intraductal papillary mucinous neoplasm：IPMN）に類似しており，胆管内乳頭粘液産生腫瘍（intraductal papillary neoplasm of bile duct：IPN-B）とよぶことが提唱された[5]。
- 性差：女性＞男性
  部位：肝内胆管＞肝外胆管
  　　　左葉＞右葉
  症状：上腹部痛，発熱，mucobiliaによる閉塞性黄疸，粘液産生による胆管の拡張，胆管との交通を認める囊胞性病変，胆管内乳頭状増殖を示す腫瘍，卵巣様間質は認めない，緩徐な臨床経過，予後良好，肝内結石症に併存する[4]。
- 胆道造影・MRC（磁気共鳴胆管造影）：内腔の不整像，mucobiliaによる欠損像，乳頭状，囊胞状腫瘍[6]。
- 病理組織所見ではシダ状の乳頭状増殖で細いstalkを有し，乳頭状増殖がそろっている。乳頭型胆管癌は線維化やtubularな発育が混在している[7]。
- 胆管癌のうちIPNBは5％，乳頭型胆管癌は10％を占める[7]。

参考文献

1) Chou ST, et al：Mucin-producing cholangiocarcinoma. Pathology 8：321-328, 1976.
2) 梛野正人，ほか：粘液産生胆管癌の臨床病理学的検討．日外会誌 91：695-704, 1990.
3) Zamboni G, et al：Mucinous cystic tumor of the pancreas. Am J Surg pathol 23：410-442, 1999.
4) Kim YS, et al：Biliary papillomatosis：clinical, cholangiographic and cholangioscopic findings. Endoscopy 30：763-767, 1998.
5) 中沼安二，ほか：胆管内乳頭状腫瘍intraductal papillary neoplasm of bile duct（IPNB）新しい疾患概念の提唱とその病理学的スペクトラム．胆道21：45-54, 2007.
6) 小坂一斗，ほか：IPNBの画像診断と粘液産生．胆と膵 34：381-387, 2013.
7) Fujikura K, et al：Comparative clinicopathological study of biliary intraductal papilllary neoplasms and papillary cholangiocarcinomas. Histopathology 69：950-961, 2016.

胆管性過誤腫①
Biliary hamartoma (von Meyenburg complex)

US所見
- 多発する小嚢胞と小高エコー像，comet like echo像
- 血流信号なし

70代男性。

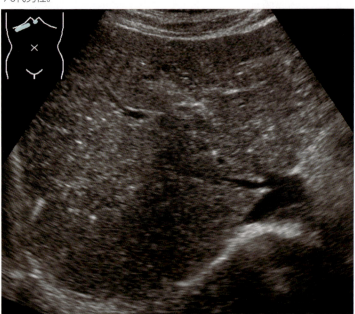

a

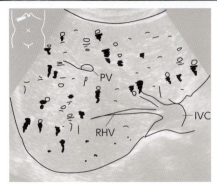

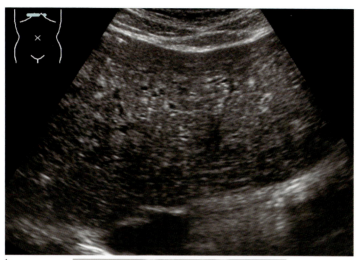

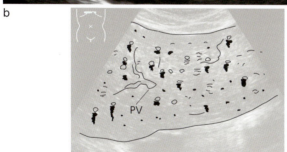

肝内に多数の小嚢胞と小高エコー像をびまん性に認める(a, b)。

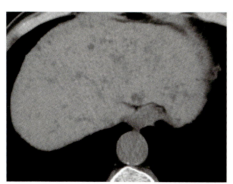

単純CT
肝内に小さな嚢胞性病変を無数に認め，胆管性過誤腫を疑う。

肝臓

疾患概要

- 遺残した胆管が1〜5mmの囊胞状に拡張し，線維性の間質を伴う胆管性過誤腫である．囊胞状に拡張した胆管内には蛋白様液や濃縮胆汁を認める．
- US所見での小高エコー像やcomet like echoは囊胞像としてとらえられない程度の拡張した小胆管と考えられる．
- 組織学的には線維性間質の増生を伴う拡張した肝内胆管の小集簇像である．
- 胆管との交通はない．
- 無症状で偶然発見される場合が多い．
- 肝全体にみられることが多く，多発肝囊胞の合併頻度が高い．びまん性の肝転移との鑑別が問題になることがある．
- 治療の必要はないが，胆管細胞癌などの悪性腫瘍の発生例の報告[1,2]があり，注意が必要である．悪性例の報告では，比較的高齢者，男性に多く，多発し，大多数は腺癌であったとされている[2]．

参考文献

1) 竹内 賢，ほか：胆囊ポリープに併存したvon Meyenburg complexの1例．日消外科誌 26：131-135, 1993.
2) Pech L, et al：Imaging of Von Meyenburg complexes. Diagn Interv Imaging 97：401-409, 2016.
3) Sinakos E, et al：The clinical presentation of Von Meyenburg complexes. Hippokratia 15：170-173, 2011.
4) 住吉一浩，ほか：von Meyenburg complexを伴う原発性肝癌の1例．肝臓 44：571-578, 2003.

胆管性過誤腫② ── Biliary hamartoma (von Meyenburg complex)

70代男性。直腸癌術前精査。

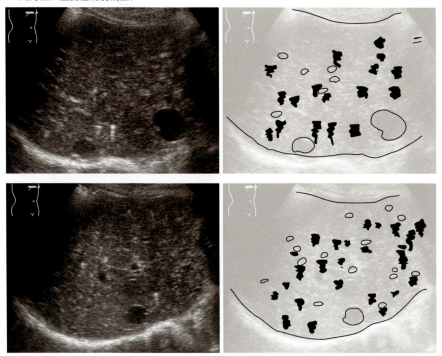

肝内にcystを散在性に認め，comet like echoや多数の小高エコー像を認める。

肝内石灰化 ── Intrahepatic calcification

肝臓

US所見

- 音響陰影を伴った高輝度エコー像
- 周辺胆管の拡張はみられない
- 存在部位はGlisson鞘とは一致しない

70代男性。

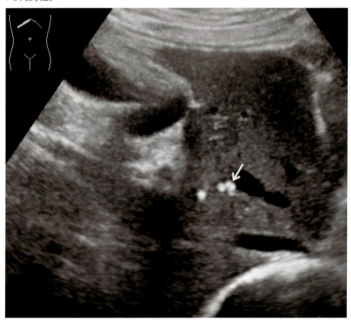

S8にacoustic shadowを伴った高輝度エコー像(strong echo)を認める(矢印)。周辺胆管の拡張はみられない。肝実質の石灰化の所見である。

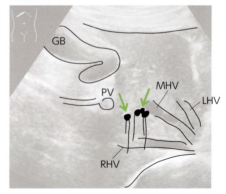

肝エキノコックス症①
Echinococcosis / Alveolor hydatid disease

US所見

- 多発する小嚢胞構造と石灰化
- 内部に血流信号はみられない

50代女性。2年前から掻痒感出現，近医で肝機能異常を指摘。内視鏡的逆行性胆道造影（endoscopic retrograde cholangiography：ERC）で総胆管に圧排像があり，外部からの圧排を疑った。胆汁細胞診は異常なし。エキノコックス抗体陽性。

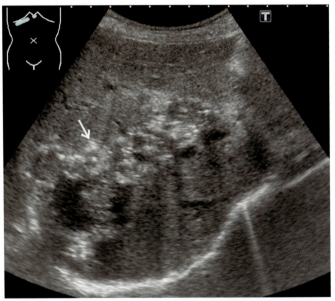

a
肝門部から右葉にかけてS7を中心に85mm大の内部に石灰化を多数散在性に伴った病変を認める。

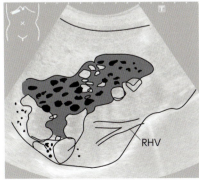

肝臓

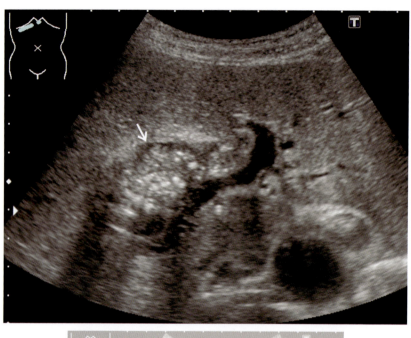

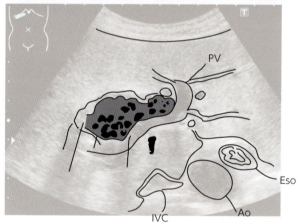

b
内部に囊胞性領域を伴っており，境界不明瞭で石灰化周囲は低エコーにみられている（矢印）。

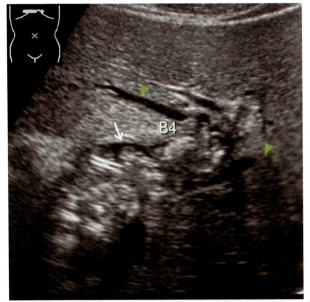

c
肝エキノコックス症の所見として矛盾しない。病変は肝門部Glisson鞘方向に向かって進展している。病変は胆管内に進展しており，B2，3，4末梢枝の拡張を認める（矢頭）。

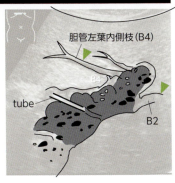

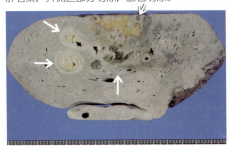

肝右葉，外側区部分切除，胆管切除。

肉眼所見
肝内から漿膜面にかけて，白色〜黄色調の嚢胞性病変の集簇像を認める（矢印）。

組織所見（非掲載）
肉眼にほぼ一致して病変を認める。嚢胞性の結節は好酸性のクチクラと内部に壊死物質を認め，嚢胞周囲にはリンパ球浸潤や一部異型巨細胞を伴う炎症所見がみられる。Alveolar hydatid diseaseの像であった。胆管侵襲を認めた。

肝エキノコックス症②
Echinococcosis / Alveolor hydatid disease

20代男性。職場の健康診断で，USで肝に異常を指摘。精査のUS，CTでS8/5に微細な石灰化を有する造影効果に乏しい腫瘤を指摘。血清エキノコックス抗体（ELISA, Western blot）陽性で，肝エキノコックス症と診断。

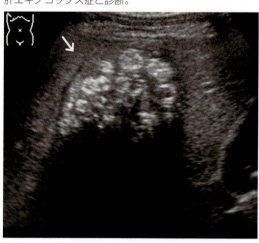
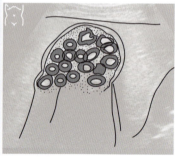

S5に45mm大の境界明瞭なacoustic shadowを伴った多数の高エコー像の集簇を認める。高エコー像はリング状で中心は無エコーである（a，b）。

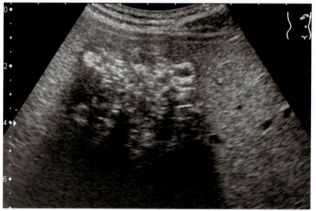
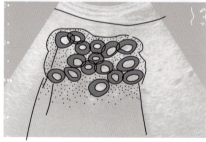

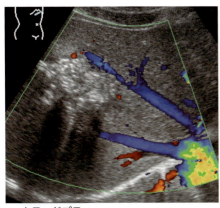 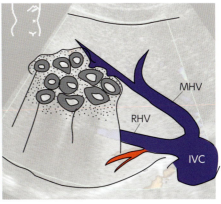

c　カラードプラ
内部に血流信号はみられない。

肝拡大右葉切除，胆管切除，中肝静脈合併切除，胆管空腸吻合術．

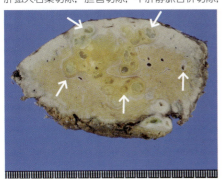

肉眼所見
多嚢胞性の黄色病変が認められる。周囲の門脈域に沿って同様の病変が進展している（矢印）。

組織所見（非掲載）
好酸性の層板状，硝子化したクチクラが嚢胞を形成し，周囲に組織球リンパ球などの肉芽を伴う病変を認め，alveolar hydatid diseaseの所見であった。

疾患概要

- 寄生虫による感染症の1つ。
- 多包条虫と単包条虫があり，わが国では多包条虫が多い。
- キタキツネやイヌやネコの糞に混じったエキノコックスの卵を経口摂取すると，人の小腸内で孵化して多包条虫の幼虫となる。幼虫は，腸管壁を破って血流，リンパ流にのって諸臓器（肝，肺，脳など）に運ばれ包虫嚢胞を形成する。
- 病巣は小嚢胞が多発集合した蜂巣状構造を形成する。
- Enzyme-Linked Immuno Sorbent Assay (ELISA) 法により抗体検出，Western blot法により抗体陽性検査を行う。
- 98％が肝臓に嚢胞形成。包虫嚢胞を形成する。感染初期の嚢胞は小さく，無症状。

肝臓

肝サルコイドーシス ─── Hepatic sarcoidosis

30代女性。半年前から発熱が出現し，3カ月前より左耳の後ろに皮疹を自覚していた。2カ月前の近医胸腹部CTで著明な肝・脾腫があり，右頸部リンパ節，皮膚，肝生検で非乾酪性肉芽腫を認め，肝サルコイドーシスの診断となった。

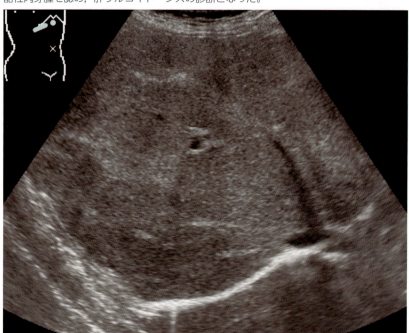

a

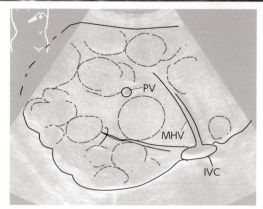

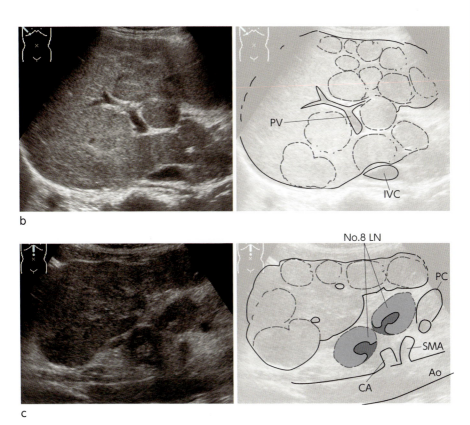

b

c

軽度の肝腫大あり，前後径は左葉69mm，右葉112mm，境界不明瞭な低エコー域を散見（a, b），表面に凹凸を認め肝縁は鈍化している（c）。肝サルコイドーシスとして矛盾しない所見である。

肝臓

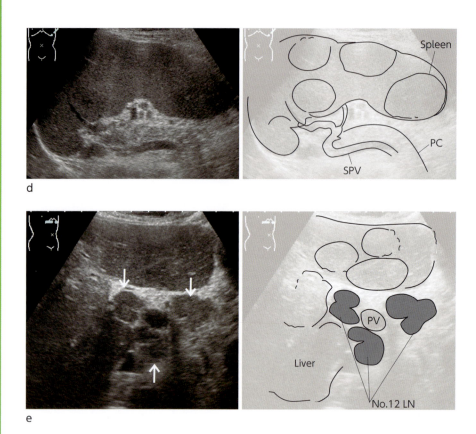

155×51mmと著明な脾腫を認める(d)。実質性状は不均一で，境界不明瞭な低エコー域を認める。脾サルコイドーシスに伴う変化として矛盾しない。
肝門部，膵体部，脾門部，大動脈周囲など，腹腔内の多数のリンパ節腫大を認める(e)。大きなもので肝門部No.12：58×26×22mm。

肝血管腫①（高エコー型） ——— Hepatic hemangioma

US所見

- **境界明瞭輪郭不整**で**細かい凹凸**を有する
- 内部エコー性状は高エコー[1〜5]，辺縁高エコー[6]，低エコー，混在がある（高エコー，辺縁高エコーパターンが多い）
- 後方エコー増強
- Chameleon sign[8], wax and wane sign[9, 10], disappearing sign[11], flattering signal[12]などがみられる場合あり
- 血流信号は辺縁〜内部にスポット状

注意：1. 背景に脂肪肝が存在する場合は相対的に低エコー腫瘤となる場合が多い[7]。体重の増減などにより，不明瞭化したり，高エコーになったりと背景肝の脂肪沈着程度により所見が変化する[13]。
2. 高エコーや辺縁高エコー（marginal strong echo）は血管腫の典型所見であるが，特異性に欠ける。

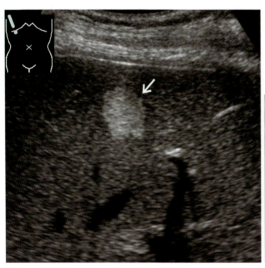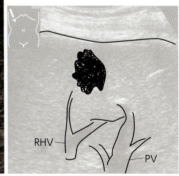

a
境界明瞭，やや縦長で輪郭軽度不整な高エコー結節を認める（矢印）。

肝臓

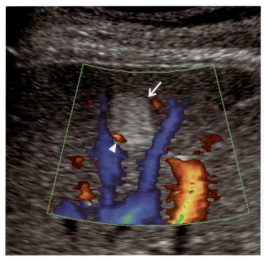
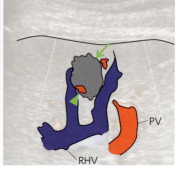

b　カラードプラ
辺縁にスポット状の血流信号を認めるのみである（矢頭）。

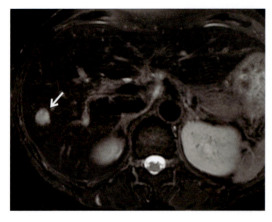

MRI
脂肪抑制T2WIではS7結節は高信号を呈している（矢印）。
Hemangiomaとして矛盾しない所見である。

疾患概要

- **非上皮性の良性間葉系腫瘍**である。肝に発生する良性腫瘍としては最も頻度が高い。海綿状（cavernous）と毛細管性（capillary）に大別される[14]。
- あらゆる年齢層にみられ，女性に多く，男女比は1：4.5〜6といわれている。しばしば多発する。

- 病因は明らかではないが，A-P shuntを伴う肝血管腫が数多く報告され，良性の先天性過誤腫 (congenital hamartoma) と考えられている．
- 退行性変化により，部分壊死，線維化，硝子変性をきたすことがある (硬化性血管腫)．
- 大部分は無症状で，偶然発見されることが多い．
- 予後は良好であり，大部分は治療を要しない．
- 巨大肝血管腫では上腹部不快感や腹部圧迫症状などを呈し，また，血管腫内の梗塞や壊死などにより疼痛を生ずることもある．まれではあるが，自然破裂例もあり，有症状やKasabach-Merritt症候群により出血傾向を期待しているものは切除や肝動脈塞栓療法 (transcatheter arterial embolization：TAE) などによる治療の対象となる[15, 16]．
- 肝血管腫の増大は通常では腫瘍細胞の増殖や腫大ではなく，腫瘍内への出血や管腔の拡張によると考えられている．
- 境界は明瞭であるが，被膜は有しない．割面はスポンジ様血管腔で形成される．

参考文献

1) Itai Y, et al：Noninvasive diagnosis of small cavernous hemangioma of the liver：advantage of MRI. AJR Am J Roentgenol 145：1195-1199, 1985.
2) Mirk P, et al：Ultrasonographic patterns in hepatic hemangiomas. J Clin Ultrasound 10：373-378, 1982.
3) Ricci OE, et al：Diagnostic approach to hepatic hemangiomas detected by ultrasound. Hepatogastroenterology 32：53-56, 1985.
4) Gandolfi L, et al：The value of ultrasonography in the diagnosis of hepatic haemangiomas. Eur J Radiol 3：222-226, 1983.
5) Yu JS, et al：Hepatic cavernous hemangioma:sonographic patterns and speed of contrast enhancement on multiphase dynamic MR imaging. AJR Am J Roentgenol 171：1021-1025, 1998.
6) Moody AR, et al：Atypical hepatic hemangioma：a suggestive sonographic morphology. Radiology 188：413-417, 1993.
7) Konno K, et al：Liver tumors in fatty liver: difficulty in ultrasonographic interpretation. Abdom Imaging 26：487-491, 2001.
8) 大竹宏治，ほか：体位変換による肝血管腫の超音波像の変化 ("Chameleon" sign) についての検討．日本画像医学雑誌 10：120-125, 1991.
9) 辻本文雄，ほか：肝血管腫の超音波断層像における経時的変化．日本医学放射線学会雑誌 49：574-582, 1989.
10) Choji K, et al：Significant reduction of the echogenicity of the compressed cavernous hemangioma. Acta Radiol 29：317-320, 1988.
11) 丁子 清，ほか：経腹壁的検査における肝海綿状血管腫の"Disappearing Sign"を含むechogenicity変化について．超音波医学 17：633-638, 1990.
12) 飯島尋子，ほか：肝血管腫にみられるスペックルのゆらぎfluttering signalについて．超音波医学 27：457, 2000.
13) Gibney RG, et al：Sonographically detected hepatic hemangiomas：absence of change over time. AJR Am J Roentgenol 149：953-957, 1987.
14) 日本医学放射線学会，ほか．肝海綿状血管腫の画像診断ガイドライン2007年版．
15) Behar A, et al：Acquired hypofibrinogenemia associated with a giant cavernous hemangioma of the liver. Am J Clin Pathol 40：78-82, 1963.
16) Martinez J, et al：Hypofibrinogenemia associated with a giant cavernous hemangioma of the liver. Am J Clin Pathol 9：192-197, 1973.

肝臓

CT/MRIとのフュージョン機能の活用

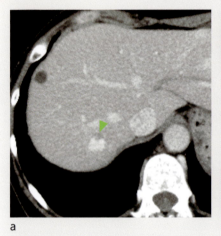
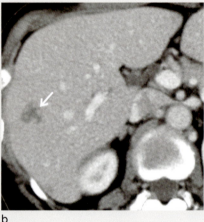

a b

造影CT
肺癌で精査中，造影CTでS7（a），S5（b）に結節を指摘された。

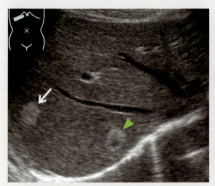
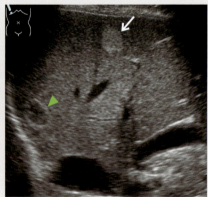

c　肋弓下走査　　　　　　　　　　　d　肋間走査

USでは，特に肋間走査でCT/MRIにて指摘の結節との位置の同定に迷う場合がある（c，d）。
a，bの矢頭と矢印の結節はc，dの矢頭と矢印の結節に相当する。

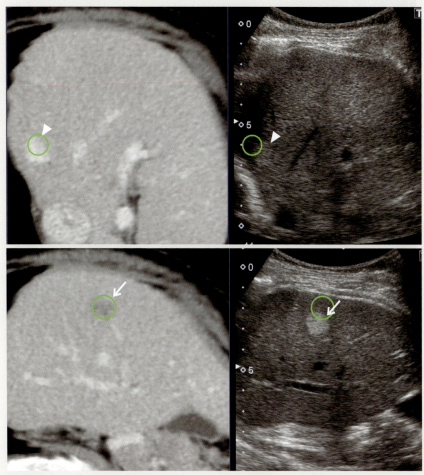

CT 画像　　　　　　　　　　　　US 画像

e　CTとのフュージョン

そのような際にはCT/MRIとのフュージョン(位置合わせ)を施行することにより，CTで指摘の結節がUSで指摘の結節と同一であることを客観性をもって表示できる。これらはそれぞれ高エコー型(矢印)と辺縁高エコー型(矢頭)の血管腫であることが確認できる。
(画像中の緑の丸はCTと同位置のUS画像中に表示される仕組みになっているが，US画像の微妙な呼吸位の違いなどにより，若干ずれることがある)

肝臓

肝血管腫②（混在型） —— Hepatic hemangioma

50代女性。

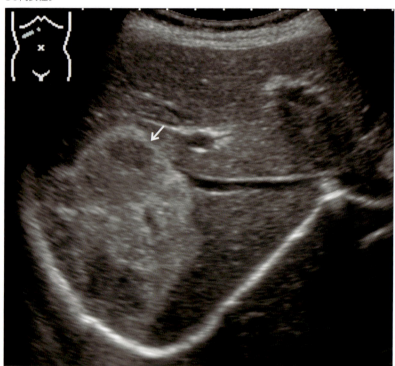

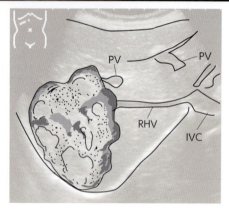

S7に70mm大の境界明瞭不整形の高エコー結節を認める。内部エコーレベルは不均一でエコーレベルの低下した領域もみられる（a, b）。
サイズが大きくなると混在型のパターンを呈することが多い。

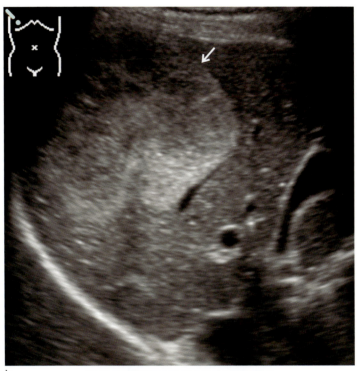
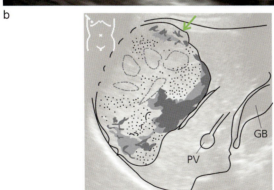

b

肝占挷性病变

肝血管瘤　混在型

103

肝臓

ディスアピアリングサイン（Disappearing sign）

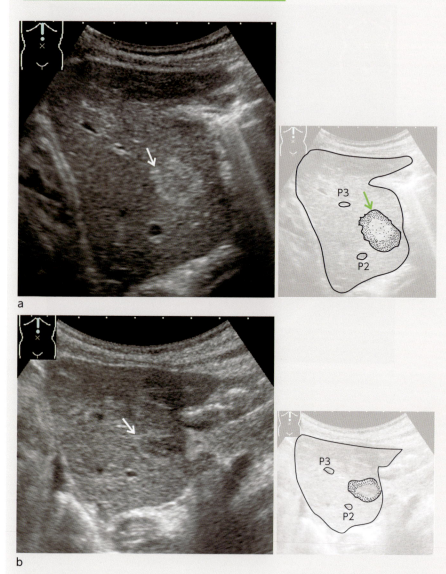

S2結節は呼気では高エコーの結節として認識される（a）。吸気では辺縁やや高エコーで内部は低エコーである（b）。これはディスアピアリングサインと呼称され，血管腫に特異的な所見の1つである。

US point

体位変換やプローブによる圧迫などにより，**内部エコーレベルが変化**する。
- Wax and wane sign[1,2] (月の満ち欠けサイン)：経時的にエコーレベルが変化する。
- Chameleon sign[3]：体位変換などによりエコーレベルが変化する
- Disappearing sign[4]：プローブの圧迫により消失(等エコー化)する

これらは血洞腔の拡張と縮小が，血液の貯留する量を変化させるために起こる現象である。液体が溜まったスポンジを潰した状態を想定することで容易に理解される。

参考文献

1) 辻本文雄，ほか：肝血管腫の超音波断層像における経時的変化．日本医学放射線学会雑誌 49：574-582, 1989.
2) Choji K, et al：Significant reduction of the echogenicity of the compressed cavernous hemangioma. Acta Radiol 29：317-320, 1988.
3) 大竹宏治，ほか：体位変換による肝血管腫の超音波像の変化("Chameleon" Sign)についての検討．日画像医誌 10：120-125, 1991.
4) 丁子 清，ほか：経腹壁的検査における肝海綿状血管腫の"Disappearing Sign"を含むechogenicity変化について．超音波医学 17：633-638, 1990.

肝臓

フラタリングシグナル(Fluttering signal)[1]

US point

- 低エコーの血管腫で経験されることが多い。
- 血管腫に特異的な所見の1つ。
- 血洞腔の広い血管腫などで多く観察される。内部の血球がよどんでゆらぐ様子が観察される。
- Bモードでこのような血管腫を発見した場合，bのように拡大し，一断面で注視して，fluttering signalの有無を観察する。

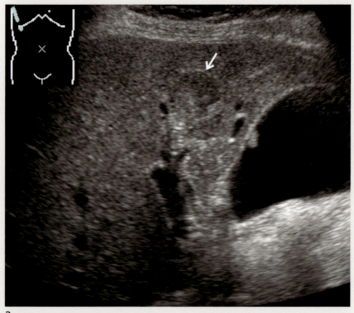

a
肝右葉S5に境界比較的明瞭な等〜低エコー結節を認める。

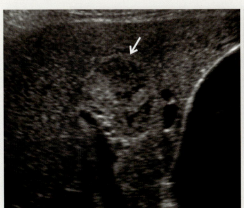 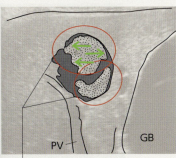

特に低エコー領域に着目すると，点状エコーがゆらぐ様子が観察される。

b Bモード
拡大するとリアルタイムの観察では内部にゆらぐ様子が観察される[2]。

参考文献
1) 飯島尋子，ほか：肝血管腫にみられるスペックルのゆらぎ"fluttering signal"について．超音波医学 27：457, 2000.
2) 久保田義則：消化器エコー検査による基本疾患の描出法．新人技師リエコとらくらく学ぶ超音波検査手技ABC．メディカ出版，2017，p86.

肝血管腫③（低エコー型）

Hepatic hemangioma

造影US所見

- 動脈相：辺縁に毛玉状（cotton wool/paddle enhancement[1]）
- 門脈相：徐々に中心部に進展する，fill in pattern
- 積算画像：辺縁に毛玉状の血管構築
- 後血管相：造影効果はさまざま

注意：血管腫を疑った場合，門脈相の遅い時相（2〜3分以降）でfill in patternが観察されることが多い。
　　　後血管相における造影効果はさまざまであるため，この時相はさほど重要視されない。

40代女性。

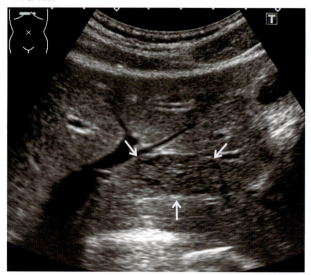

a
S2に境界比較的明瞭で扁平な形態の等〜低エコー結節を認める。

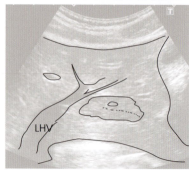

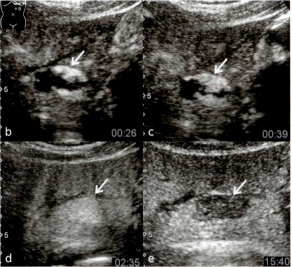

造影US(ソナゾイド)
b:動脈相
c:門脈相
d:遅い門脈相
e:後血管相
肝左葉外側区S2結節に対し,左肋弓下走査にて施行。
灌流像にて結節辺縁に綿花状の強い造影効果を認める(b)。
造影効果は徐々に中心方向に進展している(c)。
全体はやや強く均一に造影されている(d)。
血管腫内の造影効果は不良である(e)。

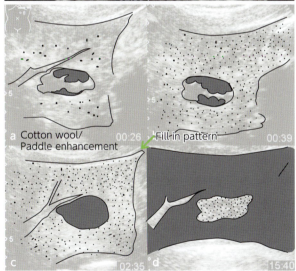

参考文献

1) Tanaka S, et al: Dynamic sonography of hepatic tumors. AJR Am J Roentgenol 177: 799-805, 2001.

肝臓　肝血管筋脂肪腫 ── Hepatic angiomyolipoma

US所見

- 強い高エコー[1]
- 浸潤性増殖を呈し，被膜を伴うことはまれ[2]
- 造影による早期静脈還流所見は特異度が高い
- 大部分の背景肝は正常

注意：1. 後方に音響陰影がみられることがある。
　　　2. 脂肪成分が少ないとその程度により低エコーを呈する。

40代男性。非B非C型（NBNC）肝癌で検診USにて肝結節を指摘。

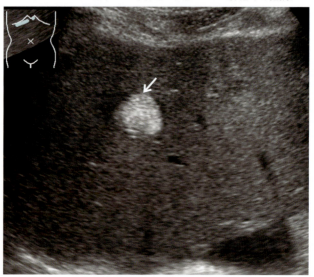

a

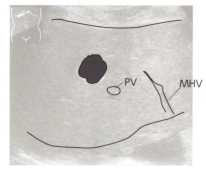

S5/8に境界明瞭粗造，輝度が著明に上昇した高エコー結節を認める（a, b）。

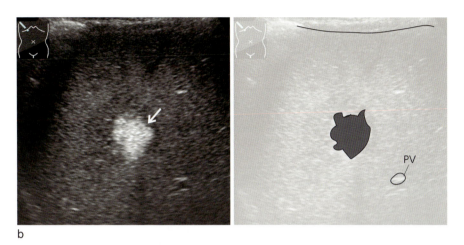
b

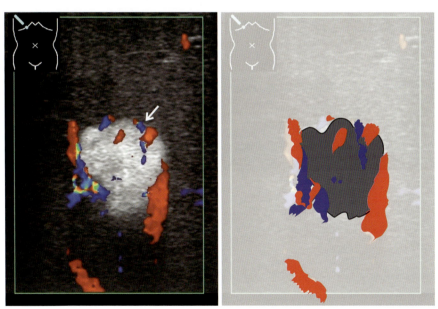
c　カラードプラ
辺縁にスポット〜線状の血流信号がみられる。

肝臓

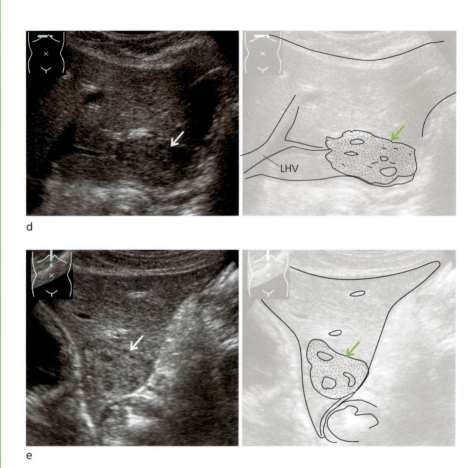

S2には等～やや高エコー結節を認める（d, e）。カラードプラ（非掲載）では豊富な血流信号がみられた。

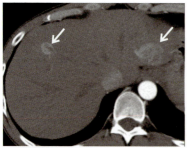

a 動脈相

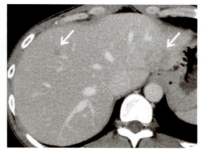

b 門脈相

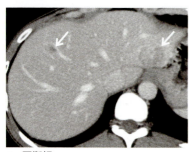

c 平衡相

Dynamic CT
S2, 8に早期濃染(a), 造影門脈相と平衡相にwash outがあり(b, c), HCCを疑う所見である。

部分切除が施行され, すべて肝血管筋脂肪腫であった。

疾患概要

- 間葉系由来の良性腫瘍。
- 組織学的には血管, 平滑筋, 脂肪成分より構成され, 各成分がさまざまな割合で混在する。
- メラノーマ特異抗体であるHMB(Human melanoma black)-45やMelan Aなどの免疫染色で陽性となる。
- 一般的に腎臓に後発し, 肝臓に発生するのは比較的まれ。

参考文献
1) 野々村昭孝, ほか:肝血管筋脂肪腫 - 臨床病理学的立場から. Liver Cancer 12:99-109, 2006.
2) 野々村昭孝, ほか:肝臓原発の血管筋脂肪腫・PEComaの病理診断. 病理 25:155-170, 2008.

肝類上皮血管内皮腫
Epithelioid hemangioendothelioma (EHE)

40代女性。2年前から肝に血管腫を疑う病変を指摘されていた。経過観察のUSで，緩徐な増大傾向があり，精査。血液検査所見では特記すべき所見なし。

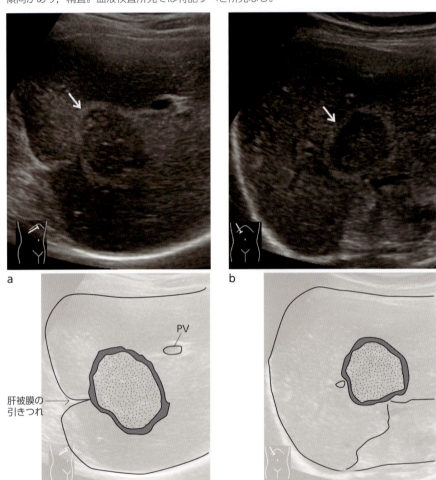

境界明瞭で内部比較的均一な等〜低エコーの結節性病変を認め，辺縁に幅の広い高エコー帯を伴っている（a，b）。肝被膜の引きつれ像を認める（a）。

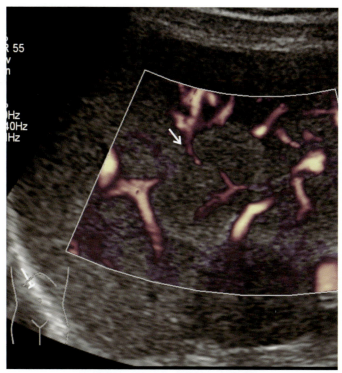

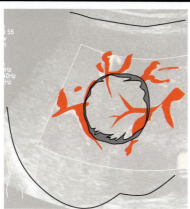

c パワードプラ
辺縁に貫通する線状の血流信号を認める。

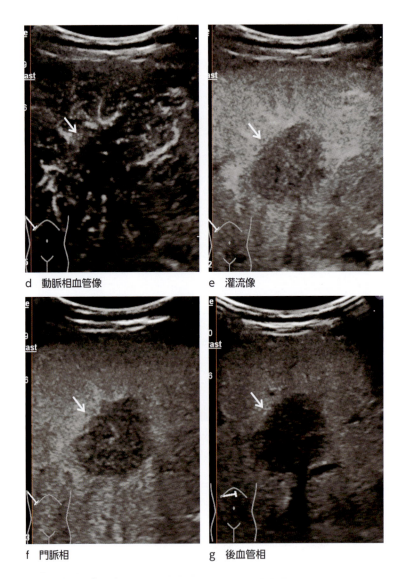

d　動脈相血管像　　　　　　　e　灌流像

f　門脈相　　　　　　　　　　g　後血管相

造影US（ソナゾイド）
動脈相血管像で辺縁にまばらなスポット状から線状の造影効果を認める（d）。灌流像では辺縁から内部突き刺さるように流入する不均一な造影効果を認め、続いて全体は一度比較的均一に肝実質より弱く造影される（e）。
門脈相では弱い造影効果が徐々に減弱している（f）。後血管相では明瞭な造影欠損像として認識される（g）。

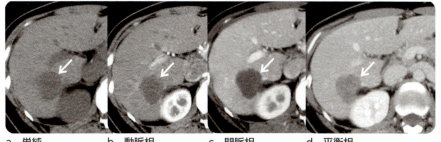

a 単純　　　b 動脈相　　　c 門脈相　　　d 平衡相

単純CTおよびDynamic CT
S6表面に露出し被膜の陥凹を伴う27×26mmの結節を認める（a）。単純では低吸収，dynamic CTでは淡い遷延性の造影効果を認める（b〜d）。

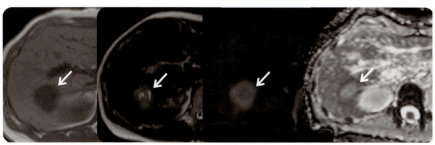

a T1WI　　　b T2WI　　　c DWI　　　d ADC map

MRI
T1WIで低信号（a），T2WIで軽度高信号で内部に不整形の高信号を伴っている（b），DWIで辺縁優位の高信号（c）でADCは低下している（d）。

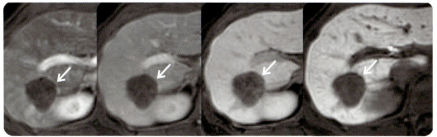

a 動脈相　　　b 門脈相　　　c 平衡相　　　d 肝細胞相

Dynamic MRI
動脈相にて辺縁にリング状の造影効果（a），門脈〜平衡相にて腫瘍内部にはわずかに遷延性の造影効果を認める（b〜c）。肝細胞相にてガドリウム酸ナトリウム（EOB）の取り込みはみられない（d）。

肝臓

開腹S6部分切除施行

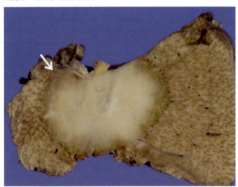

肉眼所見
30×20×18mm大の灰白色調の結節を認める(矢印)。

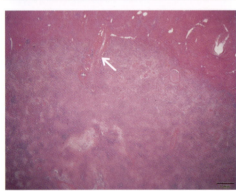

組織所見(HE染色弱拡大)
正常肝細胞と腫瘍細胞が認められ,腫瘍辺縁から入る比較的太い血管も認められる(矢印)。腫瘍辺縁では正常肝細胞に腫瘍が浸潤性に増殖している像を,腫瘍内部では細胞密度が低く,豊富な線維性間質を認めた。内部の門脈や中心静脈の内腔に腫瘍が浸潤している像が認められた。
免疫染色では,CD31,CD34,Factor Ⅷといった血管内皮マーカーに陽性となり,肝類上皮性血管内皮腫の診断となった。

疾患概要

- まれな血管由来の悪性腫瘍。
- 平均年齢は41.7歳で男女比は2：3とやや女性に多い。主訴は右上腹部痛が最多。25％では無症状。
- 血液検査では84.3％に異常を認めるとされているが，腫瘍マーカーは基本的に陰性。
- 治療は欧米では肝移植を選択される場合があるが，無治療の場合も多くある。
- 36.6％と比較的高率に転移を起こし，5年生存率は41.4％と予後はあまりよくない。1年生存率と5年生存率は，それぞれ肝移植が96％，54.5％，無治療が38.3％，4.5％，化学療法あるいは放射線療法が73.3％，30％，肝切除が100％，75％である。肝外転移があっても移植は適応となる。87％が肝両葉に存在。
- 74.3％は肝被膜下に分布し，多発・癒合する傾向にある。
- USでは低エコー，CTでは低吸収，T1WIでは低信号，T2WIでは高信号となることが多い。
- 造影パターンは乏血性で，ring enhancementを伴うことがあるとされており，T2WIやdiffusionではtarget signを示すことが多いとされている。
- 比較的特徴的な画像所見として，capsular retractionやlollipop signが知られているが，いずれも特異的ではなく確診には至らない。
- 特異的な所見に乏しいため，6～8割は誤診されているといわれており，病理学的検索が必須。

参考文献

1) Mehrabi A, et al：Primary malignant hepatic epithelioid hemangioendothelioma：a comprehensive review of the literature with emphasis on the surgical therapy. Cancer 107：2108-2121, 2006.
2) Zhou L, et al：Spectrum of appearances on CT and MRI of hepatic epithelioid hemangioendothelioma. BMC Gastroenterol 15：69, 2015.
3) Bivol S, et al：Imaging of hepatic epithelioid hemangioendothelioma: a pictorial review. ECR 2013 / C-1764, 2013.
4) Azzam RI, et al：AIRP best cases in radiologic-pathologic correlation：Hepatic epithelioid hemangioendothelioma. Radiographics 32：789-794, 2012.
5) Bruegel M, et al：Hepatic epithelioid hemangioendothelioma: findings at CT and MRI including preliminary observations at diffusion-weighted echo-planar imaging. Abdom Imaging 36：415-424, 2011.

肝紫斑病 ─────── Peliosis hepatis

20代女性。近医で肝腫瘤を指摘され紹介受診，精査。

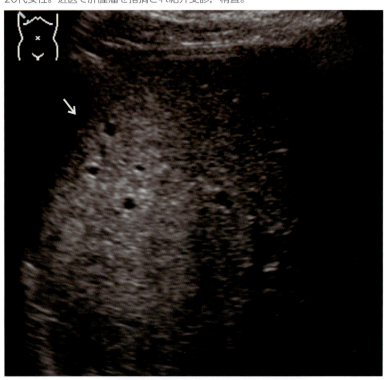

a

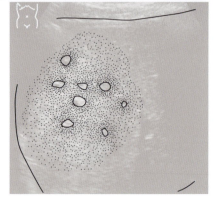

S8横隔膜直下に56mm大の境界不明瞭な等～やや高エコーの結節を認める(矢印)。内部には小囊胞性領域や小石灰化を散見する。カラードプラ(非掲載)では内部に血流信号はみられなかった。

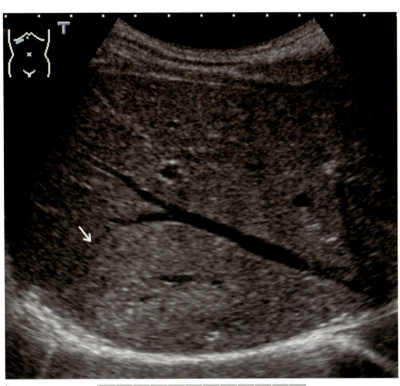

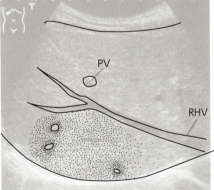

肝臓

造影US（ソナゾイド）

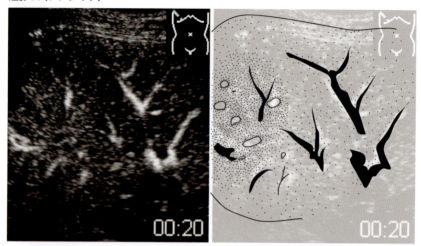

c　動脈相血管像

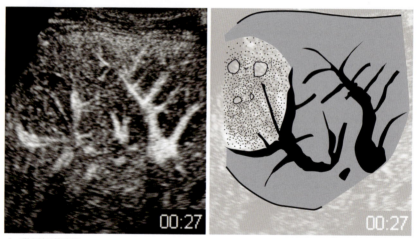

d　動脈相灌流像

内部に流入する微細な造影効果を認める（c）。周辺肝実質より造影効果は弱い（d）。

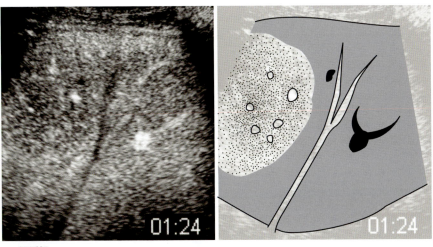

e 門脈相

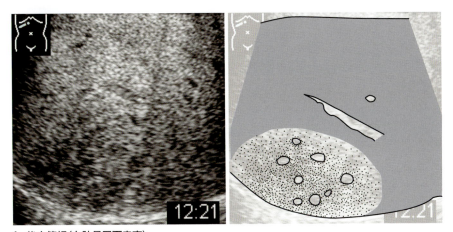

f 後血管相(右肋骨弓下走査)

小嚢胞構造を認める。造影効果は周辺肝実質よりやや弱い(e)。周辺肝実質よりやや造影効果が不良な領域として観察される(f)。
肝エキノコックス症を否定できない所見である。

肝臓

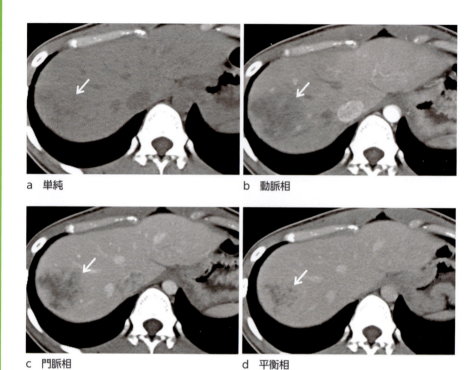

a 単純
b 動脈相
c 門脈相
d 平衡相

単純CTおよびDynamic CT
S8を中心として43mm大の境界やや不明瞭な腫瘤が認められる(a)。造影後, 小さな囊胞が集簇しているようにみえる(b)。強い濃染はみられず, HCCとしては否定的。明らかな石灰化はみられないが肝エキノコックス症が疑われた。

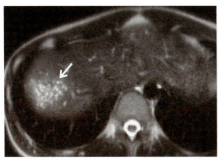

a T2WI (haste)

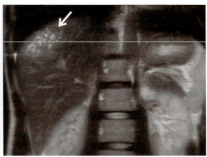

b T2WI (haste) coronal

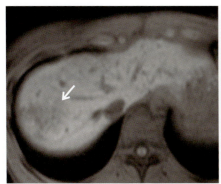

c 造影前

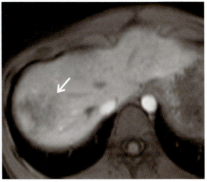

d 動脈相

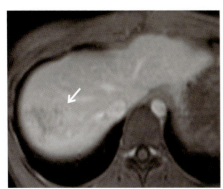

e 平衡相

MRIおよびDynamic MRI

T2WIでS8に50mm大の小さな嚢胞状の高信号域の集簇を認める (a, b)。
造影前の脂肪抑制T1WIで境界不明瞭な低信号域を呈する (c)。動脈相で一部増強され (d)、平衡相では増強域の拡大を認める (e)。

肝臓

血清ELISAでは陰性だが，各種画像診断で矛盾しないため，肝エキノコックス症の診断で肝前区域部分切除施行．

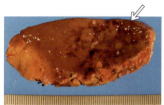
a　摘出標本滑面

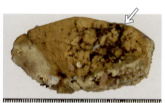
b　固定後標本滑面

肉眼所見
黒色調の斑点の集簇からなる径30mm程度の病変（矢印）．

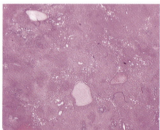
a　HE染色弱拡大

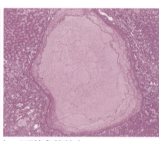
b　HE染色強拡大

組織所見
HE染色．弱拡大では大小さまざまな血液貯留腔で，特定の分布は示さない（a）．腔内には内皮を欠く（b）．一部は凝血塊を含む（c）．その周囲には類洞の拡張を伴う（d）．病変部のGitter染色では，細網線維も消失している（e）．肝紫斑病と診断された．

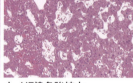
c　HE染色弱拡大

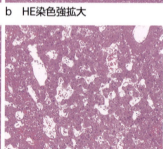
d　HE染色強拡大

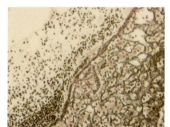
e　Gitter染色

疾患概要

- 直径数mm～約30mmまでの囊胞状の血液貯留腔[1]。
- 内皮を欠く[2] (内皮の有無は問わないとの記載もある[1])。
- 肝実質で，特定の分布を示さない[2]。
- すべての年齢で発症し，性差はない[3]。
- 有病率は0.65％との報告がある。
- 病因としては，以下が考えられる。
  Macroscopic lesionの場合：ステロイドなどの薬剤，結核などの慢性消耗性疾患，AIDS, 糖尿病など
  Microscopic lesionの場合：Thioprines（腎移植，肝移植後），悪性腫瘍
- 20～50％には，明らかな病因なし。
- 発生機序は類洞レベルでの流出路狭窄が起こり，類洞境界の破壊，小葉中心静脈の拡張，肝細胞壊死となり，空洞を形成すると考えられる。
- 臨床所見としては無症状，肝腫大，腹水，門脈圧亢進症，胆汁うっ滞，肝不全，破裂・腹腔内出血から激しい腹痛があり，死亡例もある。脾臓・リンパ節などに，肝外ペリオーシスを生じることも報告されている。
- 治療は，原因薬剤の中止，手術，抗菌薬（bacillary peliosis）である。
- 合併症には，胆汁うっ滞，肝不全，門脈圧亢進症が挙げられる。
- 鑑別診断は類洞の拡張，肝血管腫，リンパ管腫，肝エキノコックス症などがある。

参考文献

1) Savastano S, et al：Pseudotumoral appearance of peliosis hepatis. AJR 185：558, 2005.
2) Nakamura Y：Non-neoplastic nodular lesions in the liver. Pathol Int 45：703-714, 1995.
3) Solis-Herruzo JA, et al：Reddish-purple areas on the liver surface: the laparoscopic picture of peliosis hepatis. Endoscopy 1983; 15: 96-100.

肝膿瘍① — Hepatic abscess

US所見

- 所見はさまざま
- 経時的にサイズ，内部性状が変化
- 初期では境界不明瞭な等〜高エコー，経過で液状化領域出現，治癒過程では縮小し，液状化領域消失
- 介在する肝実質には血流信号あり

60代女性。肝門部胆管癌で肝門板切除，肝内胆管癌で左葉切除。経過中に突然の発熱。WBC 10,200/μL，CRP 7.34mg/dL。

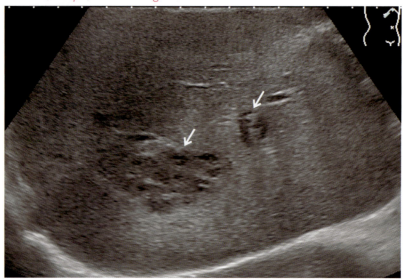

a　Bモード

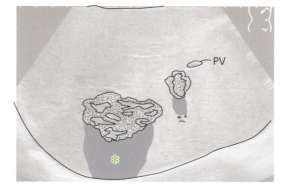

S8〜7にかけて境界やや不明瞭な等〜やや低エコーの結節を認める。結節内には散在性に囊胞領域を伴っている(a, b)。後方エコーは増強している(＊)。

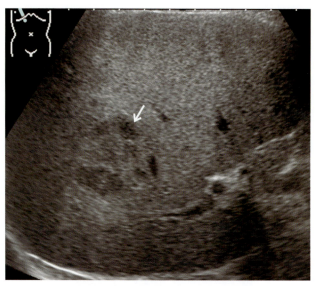

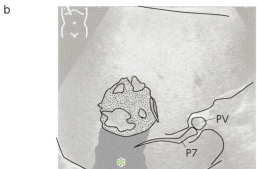

b

肝臓

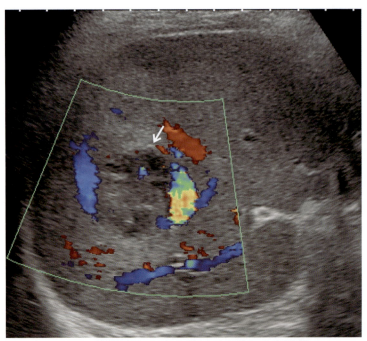

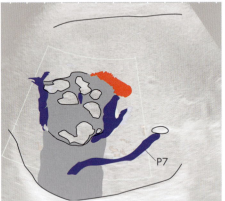

c　カラードプラ
内部にごくわずかなスポット状の血流信号を認めるのみである。

US所見―補足

- 一般的に膿瘍が成熟しておらず，蜂窩織炎の状態の場合，内部エコーは高い。
- 細菌性肝膿瘍では膿瘍発生初期には境界やや不明瞭な不整形の等～高エコー像として同定され，経時的に変化がみられる。その後，徐々に内部エコーが明瞭化，発症10日前後で膿瘍壁が形成されるようになり，内部は融解壊死となり液状化領域を認める。
- 胆管性肝膿瘍では，境界不明瞭な低エコーの小結節がGlisson鞘に沿って主に末梢側に多発する。
- アメーバ性肝膿瘍は大部分が単発で肝右葉にみられることが多く，内部に隔壁を認めることが多い。
- 肝膿瘍は治癒過程では徐々に吸収され，サイズの縮小と液状化領域の消失により等～やや高エコー域となり瘢痕化する。

疾患概要

- 肝膿瘍は各種病原微生物が肝臓に侵入し限局性化膿性炎により局所の組織が融解し，膿瘍を形成した病態。
- 成因別には細菌性(胆管炎性，経門脈性，そのほか)，アメーバ性，真菌性，原虫・寄生虫性に分類される。
- 3大主徴として，発熱，右季肋部痛，肝腫大がある。
- 血液生化学検査では白血球増加，CRP陽性，赤沈亢進などの炎症反応がみられる。

肝臓

> **造影US所見**
>
> - 動脈相：辺縁の比較的強い造影効果
> - 門脈相：造影効果は不均一に減弱または遷延，隔壁の明瞭化
>   （液状化領域は血管相全体で造影効果なし）
> - 後血管相：造影効果低下

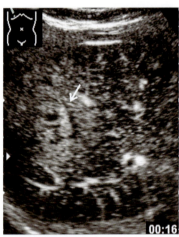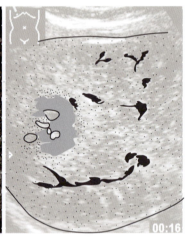

d　動脈相血管像

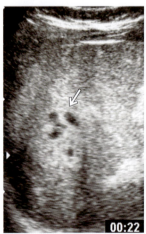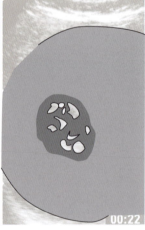

e　動脈相灌流像

造影US（ソナゾイド）
動脈相で辺縁と周辺肝実質に比較的強い造影効果（d, e）。
門脈相でその造影効果は軽度減弱しているが比較的遷延している。内部に多数の隔壁様構造を認め **honeycomb pattern** を呈している（f）。血管相全体で造影効果を認めない領域がみられ，液状化領域と考えられる。
後血管相で全体の造影効果は不均一に減弱している（g）。

造影US所見―補足

- 発生原因や時期により，所見はさまざま．内部に造影効果をまったく認めない例もある．
- 動脈相における辺縁の比較的強い造影効果は辺縁〜周囲の炎症血管を，後血管相では炎症の波及している領域の造影効果が低下していることが示唆される．

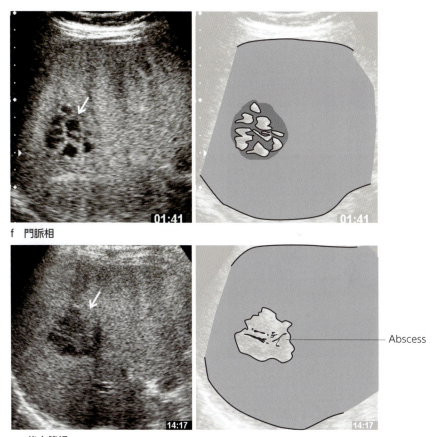

f 門脈相

g 後血管相

参考文献

1) 目時 亮，ほか：肝膿瘍診断におけるSonazoid使用造影超音波の有用性．Jpn J Med Ultrasonics 35：S448，2005．
2) 橋本健二，ほか：肝膿瘍における造影超音波検査の有用性．Radfan 13，2015．
3) 友國淳子，ほか：肝膿瘍におけるソナゾイド超音波の有用性の検討．日本超音波医学会，第47回中国地方会学術集会抄録．

肝膿瘍② — Hepatic abscess

60代男性。食道癌術後再発し，化学療法中。突発的に発熱。WBC 8,000/μL，CRP 16.37mg/dL。

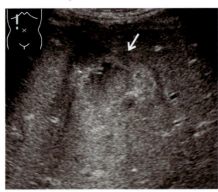
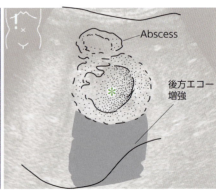

a

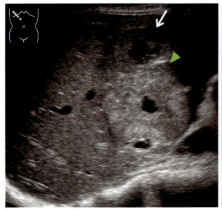
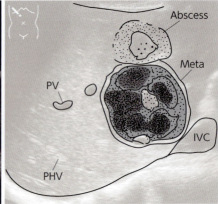

b

S5体表側に27mmと18mm大の境界明瞭な雪だるま状の結節を認める(a)。後方エコーは増強しており，内部には点状エコーの堆積像(*)を認め，呼吸によってゆらぎを認める。
背面には，肝転移を疑う辺縁低エコー帯を伴う境界明瞭やや高エコーで中心部に囊胞性領域を伴った結節を認める(矢頭)(b)。

US point

液状化した場合，超音波ガイド下肝膿瘍穿刺，ドレナージによる排膿が有効な治療となるため，穿刺ガイドラインを示したUS画像を撮像しておくと穿刺治療の際の参考となる(c)。

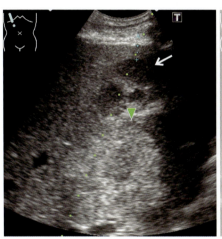
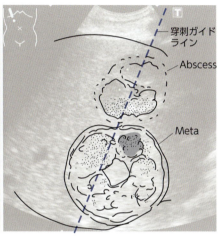

c

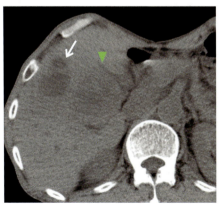

単純CT
境界不明瞭な雪だるま状のLDAを認める(矢印)，肝門部側には転移性結節のLDAを認める(矢頭)。

肝膿瘍③ ——————————————— Hepatic abscess

70代男性。肝門部胆管癌に対し亜全胃温存膵頭十二指腸切除＋肝門板切除施行後。CTで肝膿瘍疑い。

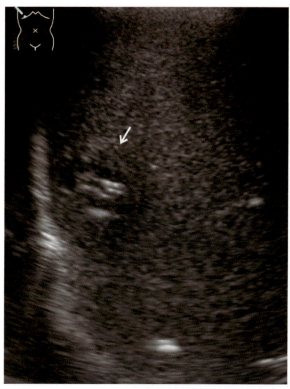

a
S8に42mm大の境界不明瞭な低エコー結節を認める。内部に線状の高エコー像を認め，後方エコーの減弱を伴っており，ガスの存在が疑われる。ごくわずかに液状化領域を認めるようだが，明らかではない。

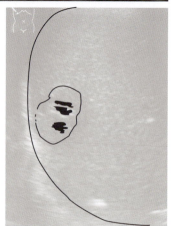

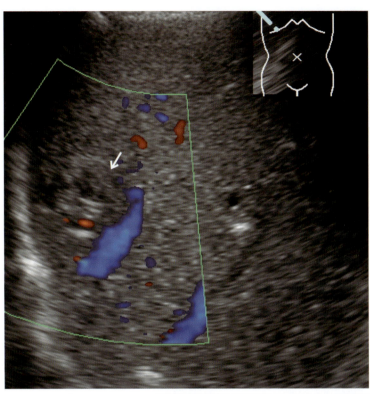

b　カラードプラ
内部の血流信号は乏しい所見。

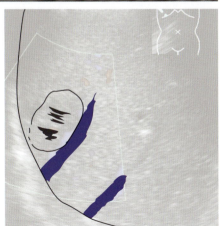

肝臓

造影US（ソナゾイド）

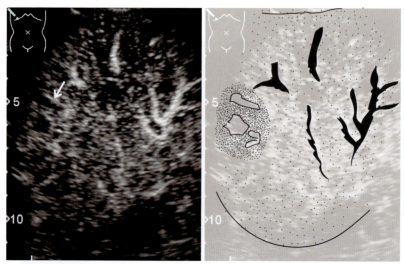

c　動脈相血管像
辺縁にスポット状の造影効果を認める．灌流像（非掲載）では主に辺縁が周囲肝実質よりわずかに強く造影されていた．

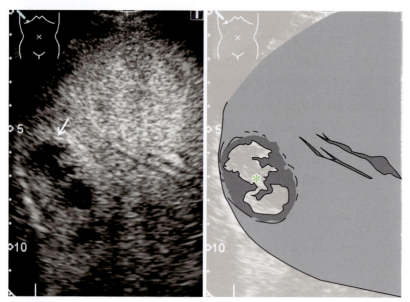

d　門脈相
辺縁優位に造影効果は遷延しており，内部の造影効果不領域は拡大している．内部には造影効果を認めない不整形な領域があり，液状壊死が疑われる（＊）．

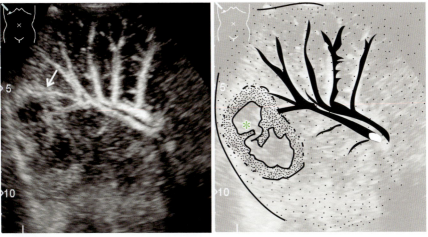

e 積算画像
動脈血は亢進しており,早い時相で明瞭な血管構築を認める。辺縁にはスポット状の血管構築を認める。

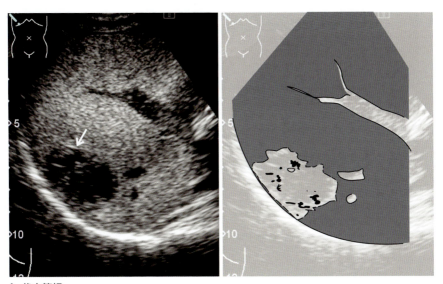

f 後血管相
境界不明瞭な不整形の淡い造影欠損を呈している。

肝臓 | ガス産生肝膿瘍 — Gas-forming pyogenic liver abscess

70代男性。胆嚢癌術後，発熱で入院。肝内にガス像と，LDA指摘。

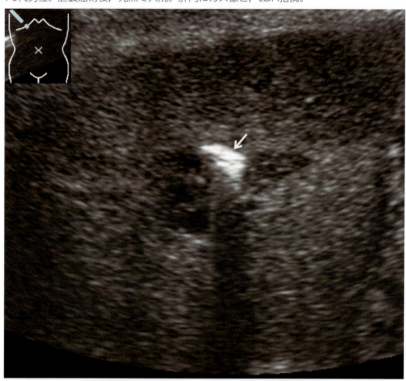

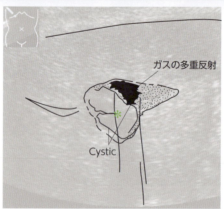

a
発症日。S5に27mm大の境界明瞭粗造な低エコー結節を認める。内部は混合パターンで腹側にガス像を疑う高エコー像を，背側にはcysticな領域を認める（*）。

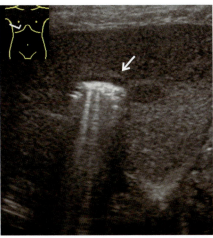
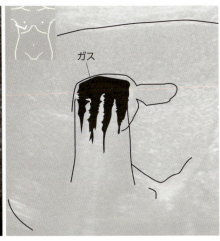

b
6病日。サイズ著変はみられないが、内部のガス像は増加している。

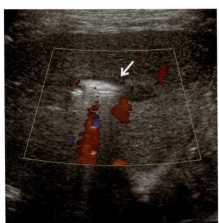
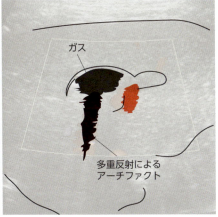

c　カラードプラ
内部に血流信号はみられない。穿刺ドレナージはガス像が引ける程度であったため、中止となった。

血液培養で*Enterococcus* spと緑膿菌が検出された。抗菌薬で加療し、穿刺ドレナージが適応されないため、USでモニタリングとなった。

肝臓

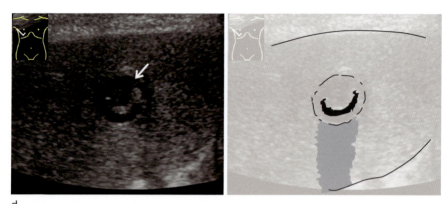

d
24病日。サイズ著変なし，内部の液状化領域は増大し，ガス像は消失している。

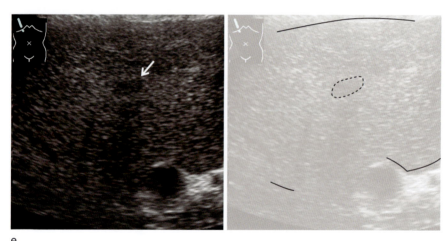

e
120病日。縮小し不明瞭化している。

疾患概要

- 膿瘍内にガス像を認めることがあり，ガス産生肝膿瘍と呼称される。化膿性肝膿瘍で認められる。糖尿病患者や肝動脈化学塞栓療法後などに合併しやすい。

限局性結節性過形成① ― Focal nodular hyperplasia (FNF)

US所見

- 類円形〜不整形，境界やや不明瞭
- 低〜等〜高エコーとさまざま，性状均一
- 中心部高エコー
- 腫瘍中心部から辺縁に広がるspoke-wheel patternの血流信号，拍動性

60代男性。肝外側区のHCC疑い。

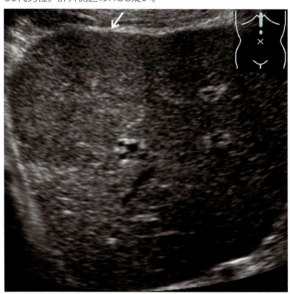

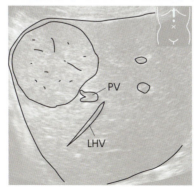

a
外側区S3に42mm大の境界比較的明瞭な等エコー結節を認める（矢印）。内部エコー性状は均一，被膜はみられない。

肝臓

> **造影US所見**
> - 動脈相血管像：きわめて短時間に中心部から辺縁に広がる線状〜スポット状
> - 動脈相灌流像：均一に濃染
> - 門脈相：均一に遷延
> - 後血管相：均一な肝実質と同等の造影効果

注意：門脈相，後血管相で中心瘢痕部分の造影効果が不良な場合がある．
まれに後血管相で造影効果が欠損する場合がある[1〜3]．
FNHの2/13（15.4%）結節は周辺肝実質に比較してKupffer細胞数が少ないとの報告[3]や，
SPIO-MRIにてFNHの2/27（7.4%）結節は取り込みがみられなかった[4]といった報告もある．

造影US（ソナゾイド）
正中縦走査でS2結節に対して施行．

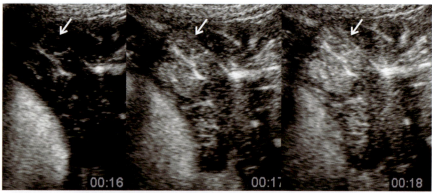

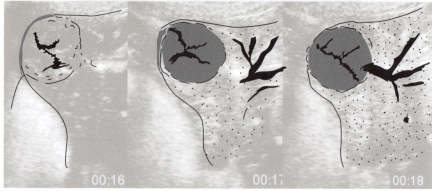

b 動脈相血管像
動脈相血管像で腫瘤背面から中心部に流入する線状の造影効果を認め，
続いてそこから樹枝状に分岐する造影効果がみられる．

c 動脈相灌流像
結節は強くびまん性に造影される(矢印)。

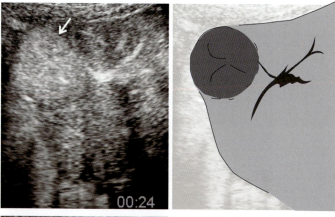

d 門脈相
均一な造影効果は遷延している(矢印)。

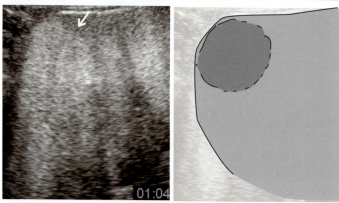

e 積算画像
密で豊富な血管構築がみられている(矢印)。

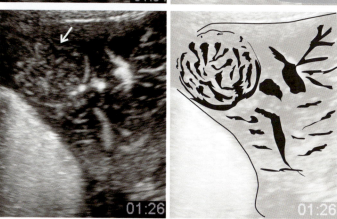

肝臓

f 後血管相
結節内に均一な造影効果を認める（矢印）。

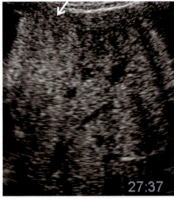
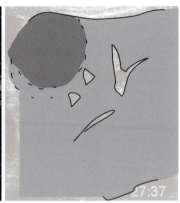

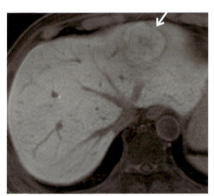

EOB-MRI 肝細胞相
全体に比較的均一な早期濃染を認め，門脈相や遅延相では周囲とおおむね等信号（非掲載），肝細胞相では周囲よりわずかに強いEOBの取り込み亢進を認め（矢印），FNHの診断となった。

疾患概要

- 血管形成異常に起因する過形成結節とされる。
- 血管腫に次いで多い良性肝疾患である。
- 肝細胞腺腫（hepatocellular adenoma：HCA）に比してやや好発年齢が高く，女性に多い（男女比1：8）。
- 非硬変肝に発生する。背景肝が障害されている場合にはFNH-like nodule（FNH-LN）と呼称され，特にわが国の報告ではアルコール性肝炎や肝硬変症例に好発し，多発性のことが多い。
- 成因は局所的な循環障害で血流障害を起こし，隣接する結節内の血管の増加・異常血管の出現，そして肝細胞のhyperplastic changeを起こすとされている。

- 末梢部に発生することが多いが，肝内どこにでも存在しうる．通常単発であるが，多発性のこともある．
- 一般に被膜を伴わない．40～50％に結節中央部に星芒状瘢痕 (central stellate scar) を認め，そこより線維性組織が隔壁を形成するように結節内へ放射状に伸びていく．中心瘢痕には動脈および胆管増生を認めるが門脈枝は認めない．
- Kupffer細胞がさまざまな程度に存在する．肝細胞腺腫と鑑別困難な場合がある．
- FNHは肝細胞腺腫と異なり，癌化や出血はほとんどない．肝生検・画像でFNHと診断された場合には，経時的に経過観察が行われる．
- 多血性腫瘍のため，画像上spoke-wheel patternなどの典型的な血管構築がみられなかった場合，肝細胞癌との鑑別が問題となる．

参考文献

1) 柴崎　晋, ほか：術前診断に苦慮した限局性結節性過形成の1切除例. 日消外会誌 41：1692-1697, 2008.
2) Nguyen BN, et al：Focal nodular hyperplasia of the liver：a comprehensive pathologic study of 305 lesions and recogni-tion of new histologic forms. Am J Surg Pathol 23：1441-1454, 1999.
3) Tanaka M, et al：Pathomorphological study of Kupffer cells in hepatocellular carcinoma and hyperplastic nodular lesions in the liver. Hepatology 24：807-812, 1996.
4) Grandin C, et al：Benign hepatocellular tumors：MRI after superparamagnetic iron oxide administration. J Comput Assist Tomogr 19：412-418, 1995.

肝臓

US point

Bモードでは腫瘤の認識が不良な場合があるが(a)，血流信号が豊富なため，カラードプラで腫瘤の存在認識が容易となることがある(b)。Bモードで認識が不良な場合，カラードプラで観察することが推奨される。

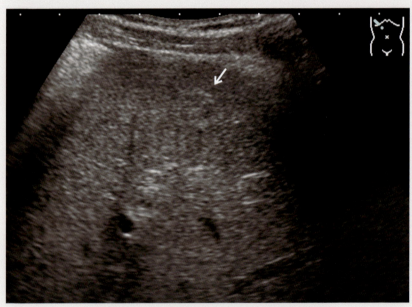

a　Bモード

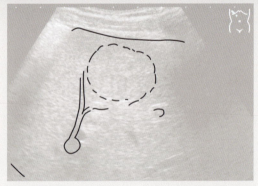

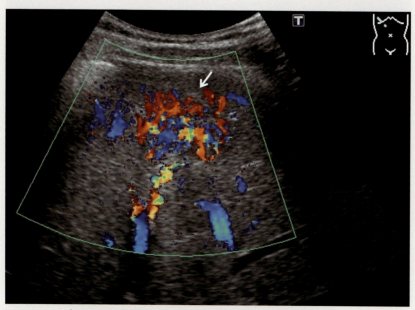

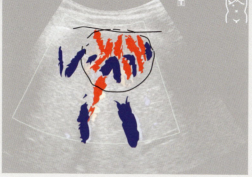

b　カラードプラ

肝占拠性病変　限局性結節性過形成

149

肝臓　限局性結節性過形成② ─ Focal nodular hyperplasia

40代女性。各種画像診断でS1にHCCを否定できない結節を指摘。

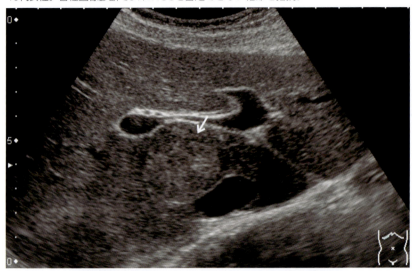

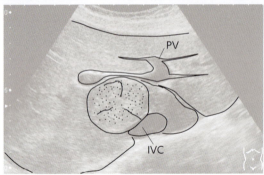

a
S1に37mm大の境界明瞭平滑なほぼ等〜やや高エコーの結節を認める。

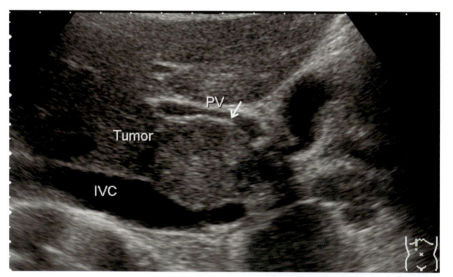

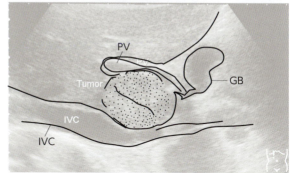

b
門脈とIVCは結節により,軽度圧排されている。

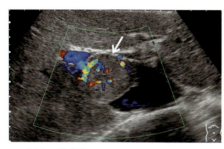
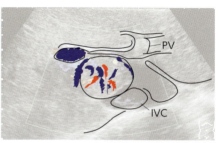

c　カラードプラ
中心部から車輻状ともとれる線状の血管構築を認める。

肝臓

造影US（ソナゾイド）
右肋弓下走査でS1結節に対して施行。

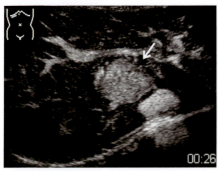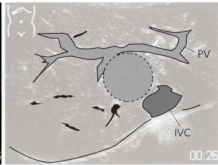

d　動脈相灌流像
結節は強くびまん性に造影される。

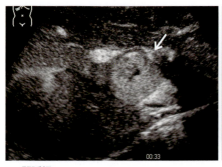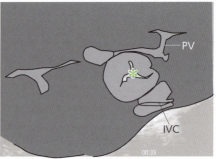

e　門脈相
造影効果は遷延している。中心部に中心瘢痕を疑う造影効果不領域を伴っている（＊）。

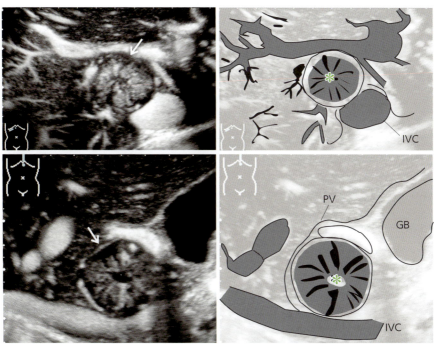

f 積算画像
中心部から放射状に広がる線状の豊富な血管構築を認める。

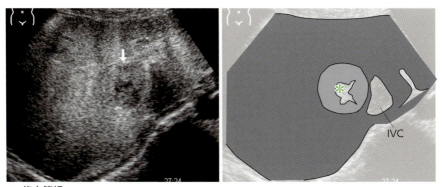

g 後血管相
結節内に弱い造影効果を認める。中心瘢痕の造影効果は不良である（＊）。

肝臓

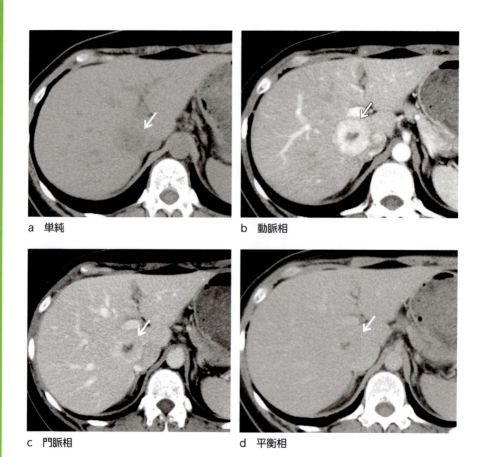

a 単純　　　　　　　　　　　　　　　b 動脈相
c 門脈相　　　　　　　　　　　　　　d 平衡相

単純CTおよびDynamic CT
単純では淡い低吸収結節（a），動脈相では強く増強され（b），門脈相では増強効果は遷延している（c）。平衡相では周辺肝実質と同程度の増強効果である（d）。全時相において，中心部に増強効果不領域を認める。

造影CT門脈相での洗い出しがなく，造影US動脈相でFNHを疑う所見であったが，後血管相で造影効果が弱く，HCCを否定できなかったため切除となった。

尾状葉切除施行

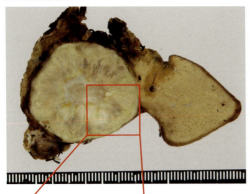

肉眼所見
黄白色調で中心瘢痕を伴う
結節性病変を認める。

肝占拠性病変

限局性結節性過形成

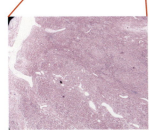
a　HE染色弱拡大

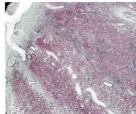
b　Elastica Van Gieson染色

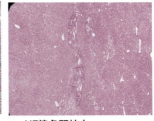
c　HE染色弱拡大
　（腫瘍辺縁部周辺正常肝実質）

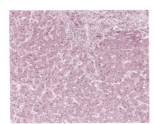
d　HE染色強拡大

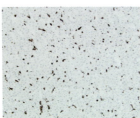
e　CD68染色（結節内）

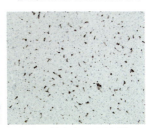
f　CD68染色（周辺肝実質）

組織所見
HE染色弱拡大では結節中心部は線維化を示し，拡張した異常血管を認めている（a）。Elastica van Gieson染色では線維性隔壁が確認できる（b）。周辺の肝細胞には索状構造の乱れは認めず，中心瘢痕部から伸びた狭い線維性隔壁で分離されている（c）。
HE染色強拡大では，隔壁部に炎症細胞浸潤と細胆管の増生を認めている（d）。CD68染色では結節内のKupffer細胞数は38.4HPF（e），周辺肝実質は24.2HPFと結節内のKupffer細胞数の減少はみられない（f）。

肝細胞腺腫 ― Hepatic adenoma

肝臓

US所見

- 境界明瞭，類円形
- 内部エコーはさまざま
- 辺縁から内部に向かう血流信号

60代男性。アルコール性肝障害，脂肪肝。健診USで10mm大の肝腫瘤指摘。2年後15mmに増大。狙撃生検で過形成結節＞HCC。

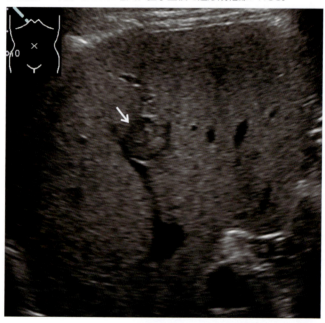

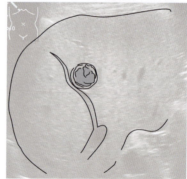

a
S5に19mm大の境界明瞭な低エコー結節を認める。辺縁低エコー帯を伴っている（矢印）。

造影US所見

- 動脈相：辺縁から中央に向かって細かな血管が流入する。造影効果は周辺肝実質よりやや強い
- 門脈相：**周辺肝実質より強い**
- 後血管相：造影効果あり，または不完全な欠損

造影US（ソナゾイド）

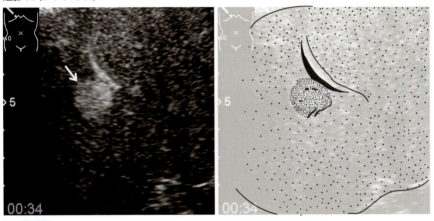

b 動脈相
A8から流入するspottyな造影効果を認め，すぐにdiffuseに結節状に造影される。造影効果は周辺肝実質より強くみられている。

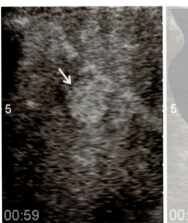
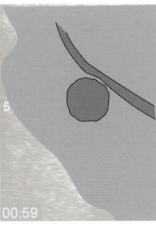

c 門脈相
造影効果は周辺肝実質よりやや強く遷延している。

肝臓

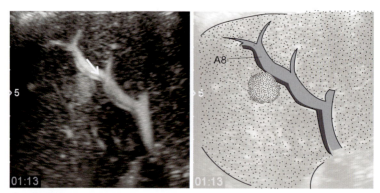

d 積算画像
A8より腫瘍内部に流入する点状で豊富な血管構築が認識される。バスケットパターンの所見は呈さない。

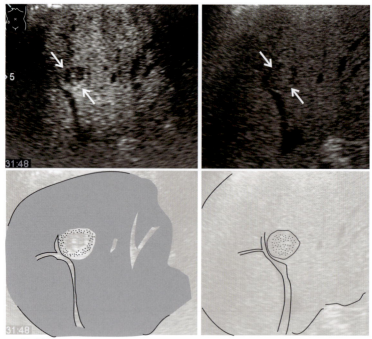

e 後血管相　　　　　　　　　　　　　モニター画像

中心部は造影欠損を呈しているが，辺縁に造影効果を認める（e，f）。

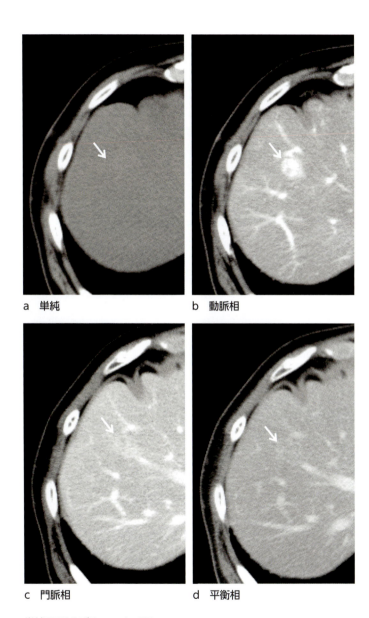

a 単純 b 動脈相
c 門脈相 d 平衡相

単純CTおよびDynamic CT
背景肝には脂肪肝を認める。単純では周辺肝実質と同程度の吸収値(a)で，動脈相で濃染(b)し，門脈相にて遷延(c)，平衡相での洗い出しは不明瞭(d)。

肝臓

各種画像診断で多血性腫瘍であり、肝生検が施行され、過形成結節の診断となったが、臨床経過、画像所見からはHCCを否定できず、肝S4亜区域切除施行。

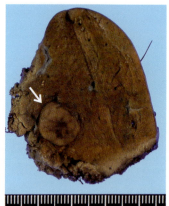

肉眼所見
周囲との境界明瞭な灰白色調で出血を混じる充実性腫瘍を認める（矢印）。

組織所見（非掲載）
被膜形成のない肝細胞性結節で結節内結節の構築を呈する。辺縁部では肝細胞の細索状配列、腺房様構造の散在をみる。中心部領域では肝細胞の胞体が広く、肝細胞索の肥厚、腺房様構造の増加をみる。炎症性肝細胞腺腫（IHCA）と診断された。

疾患概要

- 境界明瞭で被膜を有することが多い。
- FNHとの鑑別が問題となる。
- 中心瘢痕はなく、門脈域も有さない。腫瘍内出血をきたす場合がある。
- 2010年の新WHO分類で、HCAの分子病理学的性格を反映した免疫組織化学的診断法で下記の4つの亜型に分類され、FNHとの鑑別に有用であるとされている（表1）[1]。
  - ①：Hepatocyte nuclear factor1α（HNF1α）不活化型（H-HCA）
  - ②：β-catenin活性化型（β-HCA）
  - ③：Inflammatory HCA（I-HCA）
  - ④：分類不能型（u-HCA）

表1　HCAの各亜型とFNHの特徴[1]

	① H-HCA	② b-HCA	③ I-HCA	④ u-HCA	FNH
変異遺伝子	HNF1α	β-catenin	gp130, STAT3, GNAS		
免疫染色所見	L-FABP減弱	GS陽性 β-catenin核陽性	SAA陽性 CRP陽性		GS地図状
性差	女性優位	女性優位			
組織学的特徴	脂肪化	細胞異型	炎症細胞浸潤 細胆管反応 類洞拡張		中心瘢痕 異常血管 細胆管反応 類洞拡張
特徴的臨床所見	経口避妊薬	経口避妊薬	飲酒, 肥満		画像で中心瘢痕, 血管異常
全腺腫症例内での比率	35〜40%	10〜15%	45〜60%	10%	
出血の可能性	(+)	(+)	(+)	(+)	(−)
癌化の可能性	(+)?	(+)高頻度?	(+)?	(+)?	

L-FABP：尿中肝型脂肪酸結合蛋白
GS：グルタミン合成酵素
SAA：血清アミロイドA
CRP：C反応性蛋白

参考文献

1) 近藤福雄：肝細胞腺腫と限局性結節性過形成：新WHO分類をふまえた良性肝細胞性結節のあたらしい考え方. Liver Cancer J 5：174-183, 2013.
2) Bioulac-Sage P, et al：Focal nodu- lar hyperplasia and hepatocellular adenoma, In：WHO classification of tumours of the digestive system, Bosman F, et al eds. 4th ed. IARC, 2010, p198-204.
3) 近藤福雄：肝細胞腺腫と限局性結節性過形成, Liver Cancer J 5：174-183, 2013.

肝臓　肝再生結節① ─── Hepatic regenerative nodule

> **US 所見**
> - 背景肝は慢性肝炎，肝硬変
> - 10mm未満が多い
> - 内部エコー性状均一
> - エコーレベルは等〜やや低エコー
> - 血流信号は乏しい

注意：大再生結節はHCCとの鑑別が困難な場合がある。

30代女性。アルコール性肝硬変。

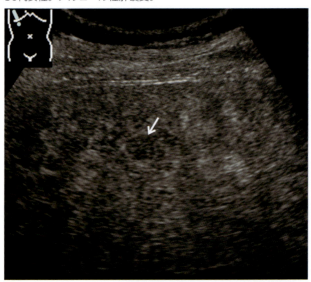

a
肝内に境界比較的明瞭な低エコー結節を散在性に認める（矢印）。

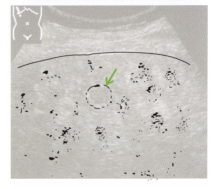

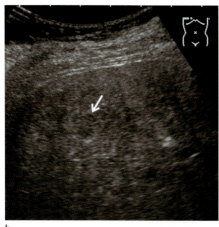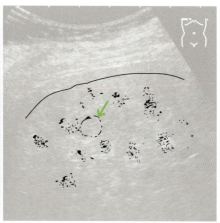

b
背景肝は粗造で，肝硬変が疑われる（矢印）。

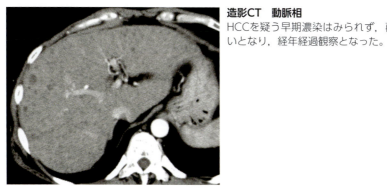

造影CT　動脈相
HCCを疑う早期濃染はみられず，再生結節疑いとなり，経年経過観察となった。

疾患概要

- 慢性肝炎では，ウイルスやアルコールなどによって肝細胞が障害を受けた後，再生するということを繰り返している。この細胞の破壊と再生が何度か繰り返されると再生に伴う線維の増生が強く起こり，肝細胞は線維に囲まれながら再生する。再生結節は肝細胞壊死に伴う修復機転に従って生じる。
- アルコール性では3mm以下の小さな再生結節が多く，ウイルス性では3mm以上の大きな再生結節が多い。

肝再生結節② ― Hepatic regenerative nodule

B型慢性肝炎。20年前に動注リザーバーを留置し，ミトキサントロンとリピオドール®動注療法後。経過観察のUS。AFP 2.2ng/mL，PIVKA-II 17mAU/mL。

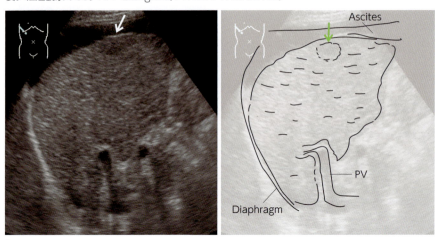

a
S5に12mm大の境界比較的明瞭な低エコー結節を認める（矢印）。

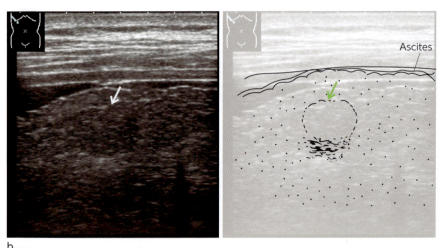

b
高周波プローブによる観察では，後方エコーは軽度増強している（矢印）。被膜の存在ははっきりしない。

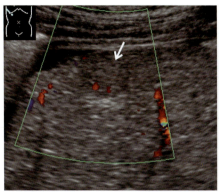
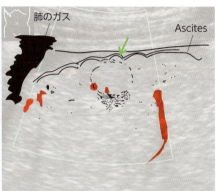

c　カラードプラ
内部に流入する血流信号を認める(矢印)。

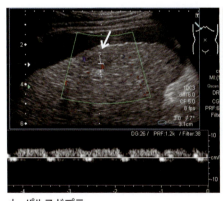
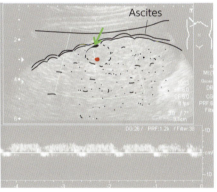

d　パルスドプラ
FFT(fast fourier transformation：高速フーリエ変換)解析では定常流である(矢印)。

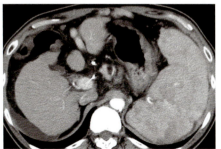

造影CT
腫瘍性病変は指摘されない。

肝臓

肝再生結節／異型結節
Hepatic regenerative nodule / Dysplastic nodule

60代女性。B型慢性肝炎。S6HCCに対してRFA施行後，経過観察中，造影CTでS6/7に早期濃染を指摘。

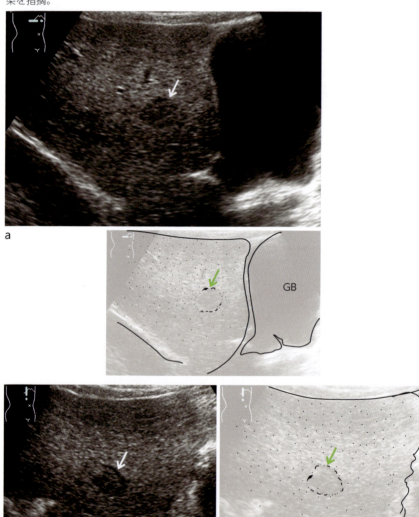

CTで指摘していない他部位でUSで以前から指摘していたS6結節サイズは著変ないが，明瞭化している(a, b)。CT検査とのフュージョンで，CTで指摘の早期濃染部位にUSでは明らかな結節は指摘されなかった。

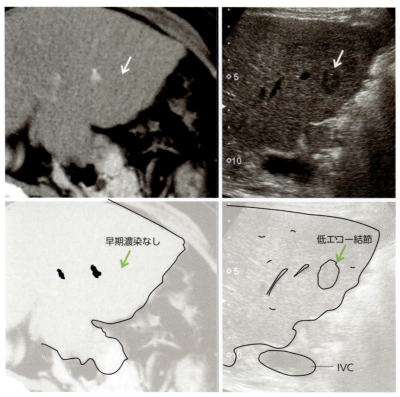

CT動脈相 **US**

c CTとUSとのフュージョン
CTではUSで指摘しているS6結節に早期濃染は指摘されない。

疾患概要

- 慢性肝炎や肝硬変でみられる。
- 肝細胞の前癌状態である。
- 再生結節よりサイズが大きめで、10〜30mm大のものが多い。
- 軽度異型結節と高度異型結節に分けられる。軽度異型結節は周囲の肝実質に比して、細胞密度の軽度〜中等度の増大を認めるが、構造異型はない。高度異型結節は部分的に細胞密度の高い（2倍以上）部分を有するか、わずかな構造異型を呈する結節で、癌か否かの判定が困難な境界病変である。
- 小肝細胞癌や過形成結節との鑑別はBモード所見のみでは困難である。

参考文献

1) 中島 収, ほか：早期肝細胞癌肝癌と前癌病変の病理. 肝臓 52：406-414, 2011.

肝臓

造影US(ソナゾイド)
S6結節に対して右肋間走査にて施行。

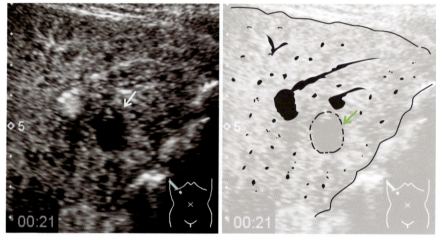

d　動脈相血管像
内部に造影効果はみられない(矢印)。

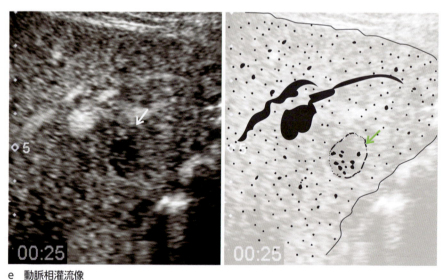

e　動脈相灌流像
内部に淡い不均一な造影効果を認める(矢印)。

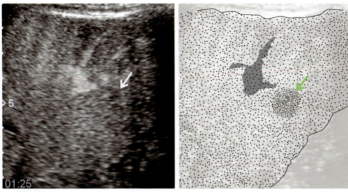

f 門脈相
比較的均一なびまん性の造影効果を認める。造影効果は遷延しており，洗い出しはみられない（矢印）。

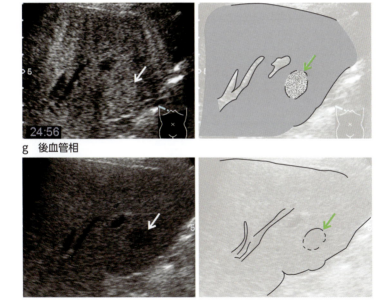

g 後血管相

h モニター画像
後血管相では内部に周辺肝実質と同程度の造影効果を認める（矢印）。

動脈血流は低下，門脈血流は比較的保たれており，Kupffer細胞も周辺正常肝と同等に存在していると考えられた。多血化の所見はないため経過観察となり，2年後の現在も結節サイズ性状に著変はみられていない。再生結節または異型結節として経過観察されている。

肝臓

原発性肝細胞癌 — Primary hepatocellular carcinoma

US所見

- 境界明瞭，輪郭整
- 薄い辺縁低エコー帯
- エコーレベルは，大きさや分化度により異なる
- 後方エコー増強
- モザイクパターン，nodule in nodule
- 血流信号は豊富，バスケットパターン（周辺から中心に向かう）

US所見—補足

- 結節型の20mm以下では膨張性発育を反映し，円形〜類円形を呈する場合が多い。低エコーが多いが高分化なHCCでは，しばしば脂肪化を伴い高エコーを呈する。高分化HCCから脱分化した中分化なHCCの領域がある場合には，bright loopなどの所見を呈する。
- 20mm以上の結節型では同様に円形から類円形で薄い辺縁低エコー帯を有する場合が多い。肝静脈や門脈内へ進展する腫瘍栓を有することがある。
- 20mm以上では多血化し，カラードプラで拍動性の豊富な血流信号を認める場合が多い。

60代女性。C型肝硬変で経過観察中。

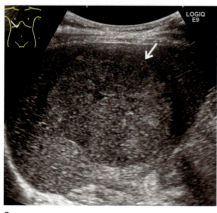 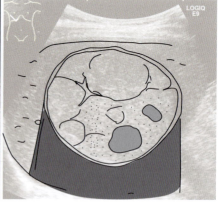

a
S6に66mm大の境界明瞭平滑な球形の低エコー結節を認める（矢印）。後方エコーは軽度増強し，辺縁に低エコー帯を伴っている。内部はモザイクパターン様である。

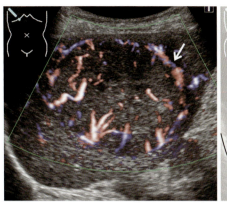
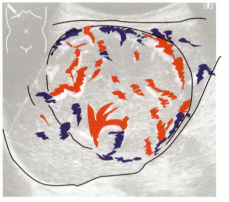

b　カラードプラ(ADF)
バスケットパターンの豊富な血流信号を認める(b, c)。背景肝は表面に凹凸を認め，実質は粗造である。

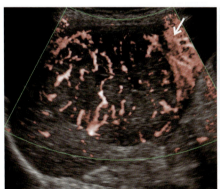
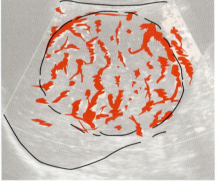

c　Superb micro-vascular imaging(SMI)
SMIでは，さらに微細な血流信号も認められている(矢印)。

肝臓

> **造影US所見**
> - 動脈相血管像：周辺から流入するバスケットパターンや，不整に流入する豊富な線状の造影効果
> - 動脈相灌流像：周辺肝実質より強く結節状に濃染
> - 門脈相：造影剤の洗い出しを認め，周辺肝実質と比較した造影効果は不良。
> - 出血壊死などが存在する場合は，血管相全体において，造影効果不領域として認識される
> - 積算画像：バスケットパターンの血管構築
> - 後血管相：造影欠損

注意：後血管相では，多血化を反映して，腫瘍血管内に流入する再灌流してくる造影剤によりスポット状の造影効果を認めることもある。転移性結節のようにclear defectは呈さないことが多い。

造影US（ソナゾイド）
S5/6HCCに対して，右肋間走査で施行。

d 動脈相血管像
辺縁から内部に流入するスポット状～線状の豊富な造影効果を認める（矢印）。

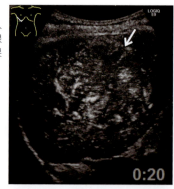 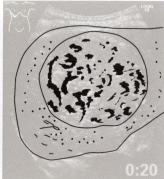

e 灌流像
すぐに強くびまん性に造影される（矢印）。周辺肝実質より強い造影効果を示している。中心部では造影効果不領域を認める。

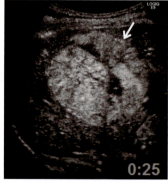 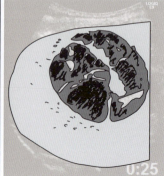

f 門脈相
造影効果は減弱している。

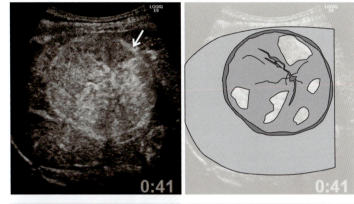

g 積算画像
辺縁から内部に向かう，バスケットパターンの血管構築を認める(矢印)。

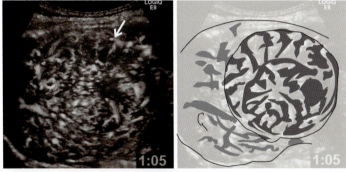

h 後血管相
造影剤静注23分後。結節の造影効果は欠損している(矢印)。

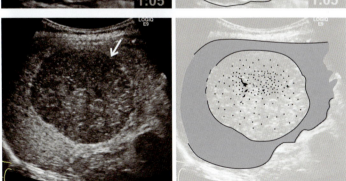

肝臓

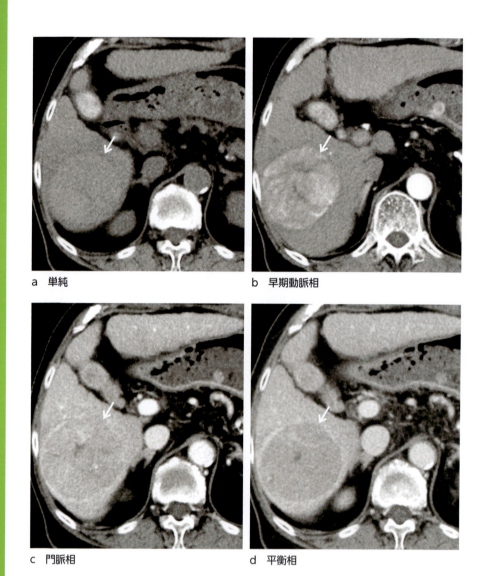

a 単純
b 早期動脈相
c 門脈相
d 平衡相

単純CTおよびDynamic CT
単純ではやや高吸収(a)，早期動脈相では早期濃染(b)後，門脈相(c)，平衡相で洗い出しと，辺縁にリング状の増強効果を認める(d)。

肝予備能の低下に加え，心臓の状態も悪く，非切除となった。

疾患概要

- 原発性肝癌の93〜95%を占める悪性腫瘍である。
- 成因として，HBV，HCV，性差，喫煙，飲酒などが挙げられる。
- 発生はアジアに多く，欧米では少ない。
- 男性に多く，80〜90%は肝硬変を背景とする。慢性の炎症による肝細胞の壊死と再生，細胞回転の亢進が癌の発生に密接に関与していると考えられている。
- 原発性肝癌取扱い規約第6版[1]では，その肉眼分類を①小結節境界不明瞭型，②単純結節型，③単純結節周囲増殖型，④多結節癒合型，⑤浸潤型の5型としている。被膜形成をみる例が多く，径30mm前後では7〜8割にみられる。
- 早期では自覚症状に乏しいが，最も多い症状は全身倦怠感と肝腫大とされている。
- 検査所見では，腫瘍が20〜30mmの小さな場合には背景の肝硬変を反映するが，腫瘍が増大し，進展するとさらに増悪する。T-Bil，ALP，LDの増加がみられる。腫瘍マーカーはαフェトプロテイン（AFP）とprotein induced by vitamin K absence-Ⅱ（PIVKA-Ⅱ）が有用である。AFPが400ng/mLを超えればほぼHCCだが，100〜200ng/mLの場合には肝炎に由来するAFP増加と鑑別するため，L-3分画測定を行う。PIVKA-ⅡはAFPより特異性は高いが感度は低い。特に20mm以下では陽性率が低い。
- HCCはリンパ節転移が少ない。
- 肝癌診療ガイドラインでは対象者のリスク評価（B・C型慢性肝炎，肝硬変，年齢，性別，糖尿病の有無，BMI，AST，ALT，血小板，飲酒量，HBV-DNA量などの危険因子）を勘案して，経過観察の検査間隔を決定するとされている[2]。
- 超高危険群では3〜4カ月ごとのUS検査，腫瘍マーカー測定（オプションで6〜12カ月ごとのDynamic CT/MRI），高危険群では6カ月ごとのUS検査，腫瘍マーカー測定が推奨されている[2]。

参考文献

1) 日本肝癌学会：原発性肝癌取扱い規約（第6版）．金原出版，2015．
2) 日本肝臓学会：肝癌診療ガイドライン2017．金原出版，2017．p25-27．

肝臓

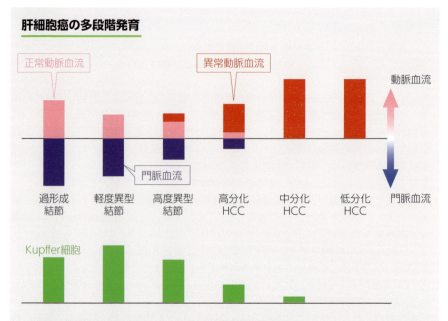

肝細胞癌の多段階発育

- HCCの発生にはいわゆる*de novo*発癌と異型結節（dysplastic nodule：DN）から早期肝癌，高分化肝癌，中分化肝癌から低分化肝癌への多段階発癌が考えられている。
- 正常肝から慢性肝炎や肝硬変を経て，細胞の破壊と再生が繰り返されることにより大型再生結節ができる。その後，過形成結節，異型結節を経て，やがて高分化癌となる。異型結節や初期の高分化型肝細胞癌では，動脈血流は軽度低下するものが多い。
- 初期の高分化肝細胞癌はhypovascular tumorで，古典的肝癌とは異なって，動脈と門脈の両者から血液の供給を受ける。血管構築の特徴は，結節内に門脈域が残存すること，動脈性腫瘍血管が未発達であることなどである。その後，腫瘍径の増大とともに古典的肝癌の血管像を呈する，中分化から低分化と，分化度が低下するにつれ動脈血流が著しく増加する。
- 治療の対象となるのは，画像として特徴的な所見が出現する中〜低分化肝細胞癌である。中分化肝細胞癌では，膨張性に増殖し，結節内に門脈域は認めずほぼ完全な動脈支配となる。USでは，モザイクパターンを呈する典型的なHCCの所見となる。

参考文献

1) The International Consensus Group for Hepatocellular Neoplasia：Pathologic diagnosis of early hepatocellular carcinoma：a report of the International Consensus Group for Hepatocellular Neoplasia, Hepatology 49：658-664, 2009.

モザイクパターン①

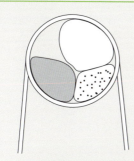

1つの結節内に高エコー域や低エコー域を**パッチワーク状**に認める所見。内部性状不均一な所見とは異なる。HCCは**多段階発育**し，1つの結節内に脂肪化を伴った高分化なHCCの領域や，脱分化した中分化なHCCの領域などがパッチワーク状に存在している状態と考えられている。

50代男性。高～中分化HCC。

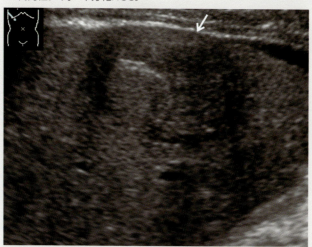

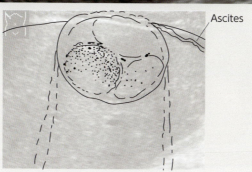

Ascites

肝臓

モザイクパターン②

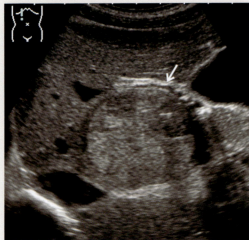

S1に境界明瞭平滑な球形の腫瘤を認める。辺縁に薄い低エコー帯を伴っており，内部はモザイクパターンを呈している。古典的HCCの所見である。

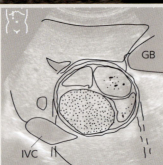

拡大左葉切除，尾状葉切除施行

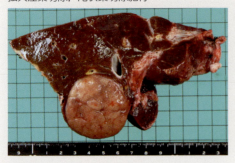

肉眼所見
42mm大の白色調結節を認める。割面からやや盛り上がった状態は，HCCの膨張性発育の形態をよく表している。

組織所見（非掲載）
中分化HCCを主として低分化HCCを混じる像であった。

肝細胞癌(単純結節型①) —— HCC (Simple nodular type)

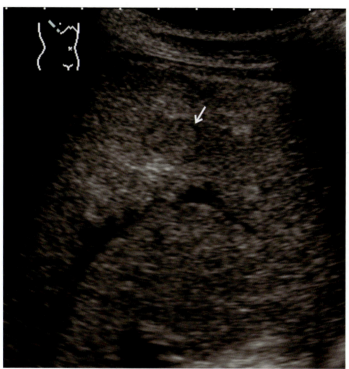

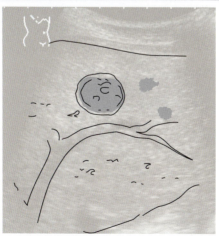

a
S5に12mm大の小低エコー結節を認める。辺縁に薄い低エコー帯を伴っている(矢印)。

肝臓

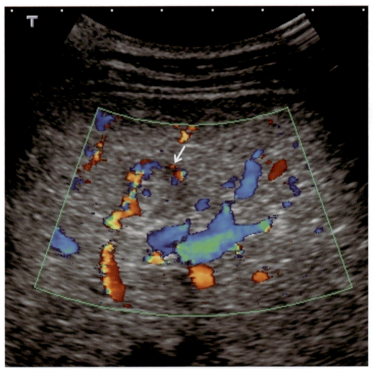

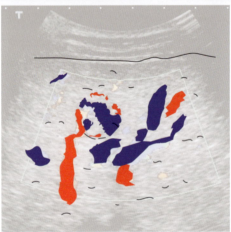

b　カラードプラ
辺縁から内部に流入するバスケットパターンともとれる血流信号を認める(矢印)。背景肝は肝硬変であり，HCCを疑う。

肝細胞癌(単純結節型②) —— HCC (Simple nodular type)

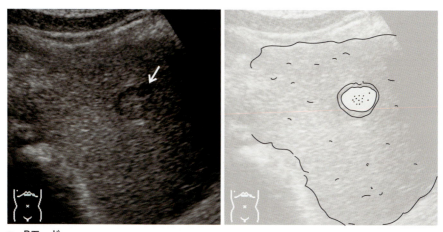

a　Bモード
境界明瞭平滑な低エコー結節を認める。辺縁に低エコー帯を伴っている。

造影US(ソナゾイド)

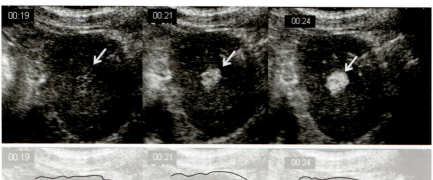

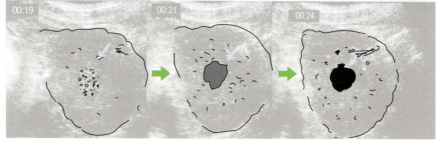

b　動脈相血管像　　**c　灌流像**

内部に流入するスポット状の造影効果を認める(b)。結節状の強い造影効果を認める(c)。

肝臓

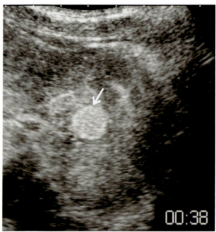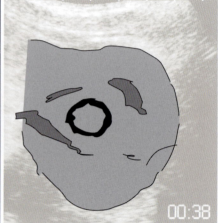

d　門脈相

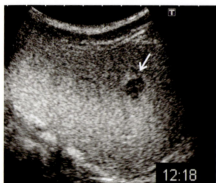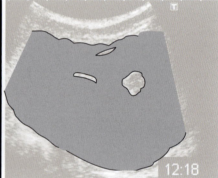

e　後血管相

造影効果は減弱している(d)。腫瘍周囲にはリング状のコロナ濃染*がみられている。明瞭な欠損像を呈している(e)。

*CTHAの後期相や造影CT/MRIの後期動脈優位相で肝細胞癌の周囲にみられる濃染で，造影USでも同様の事象がとらえられる場合がある。腫瘍栄養動脈から腫瘍類洞に流れ込んだ血液が線維性偽被膜を貫通し，連絡する細門脈枝を介して腫瘍周囲の非癌類洞へwash outする様子をとらえているものと考えられている。

脂肪化を伴った肝細胞癌① ── HCC with fat deposition

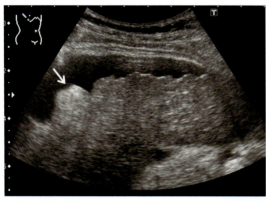

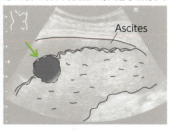

a 肝表面から突出した高エコー結節を認める。背景肝の表面には凹凸を認め,実質は粗造である。表面には腹水を認め,非代償性の肝硬変を疑う。

造影US(ソナゾイド)
左側臥位,右肋間走査で施行。

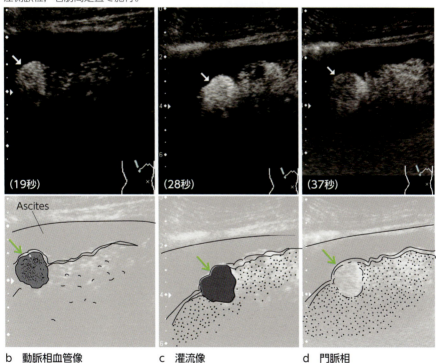

b 動脈相血管像　　c 灌流像　　d 門脈相

内部に流入するスポット状の造影効果を認める(b)。続いてすぐに,内部に強いびまん性の造影効果を認める(c)。内部の造影効果は速やかに減弱しwash outの所見である(d)。

肝臓

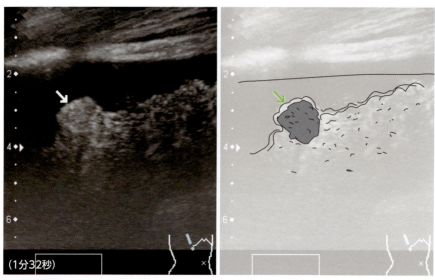

e 積算画像
内部にスポット状の密な血管構築を認める(矢印)。

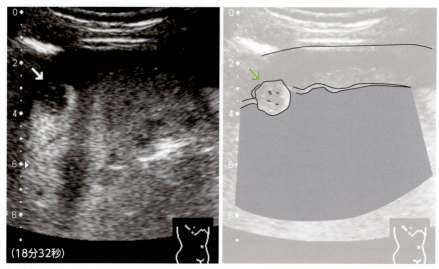

f 後血管相
内部の造影効果は欠損している(矢印)。

脂肪化を伴った肝細胞癌②(背景肝NASH)
HCC with fat deposition

60代男性。高血圧，糖尿病で通院中に，USでS3に12mm大の高エコー結節を指摘された。HBsAg(-)，HCV Ab(-)で，AFP，PIVKA-IIも基準値内であったため，経過観察されていた。半年後のUSでは，結節径は26mmと2倍に増大し，AFP 40.8ng/mLと上昇。

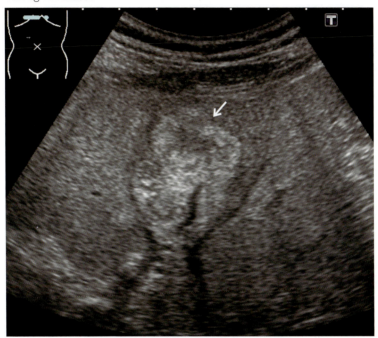

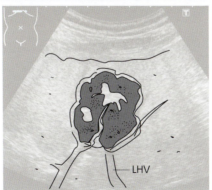

a
S3に37mm大の辺縁低エコー帯を伴った境界明瞭な高エコー結節を認める(矢印)。

肝臓

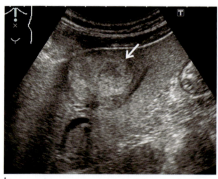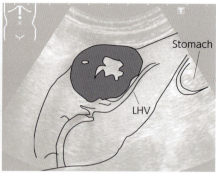

b
内部エコーは不均一。結節は肝表面から軽度盛り上がり，hump signを呈している（矢印）。周辺血管は圧排されている。

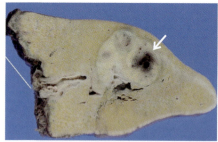

肝左葉外側区切除

肉眼所見
黄白色調で類円形の腫瘤を認め，内部に出血を伴っている（矢印）。

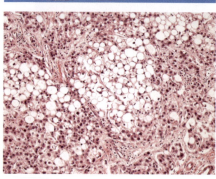

a　腫瘍部　　　　　　　　　　　b　背景肝

組織所見（HE染色×100）
腫瘍細胞は腫大した大小不同の核をもち，細胞質は淡明で大きな脂肪滴をもつものが多い。太い索状，もしくは充実性に増殖しており，脂肪化を伴った中分化HCCである（a）。
背景肝は脂肪滴を認め，線維性架橋形成があり，中心静脈周囲に線維化，ballooning, mallory体を認め，NASHとして矛盾しない像である（b）

肝外発育型肝細胞癌
Extrahepatic growth type hepatocellular carcinoma

90代男性。

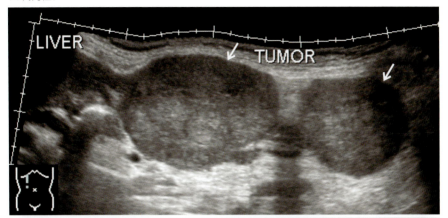
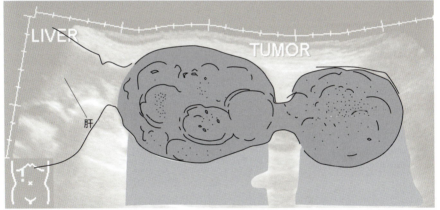

a
左葉内側区から連続して肝外に大きく発育する，境界明瞭平滑な充実性腫瘤を認める（矢印）。

肝臓

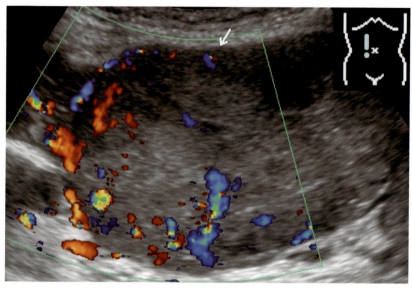

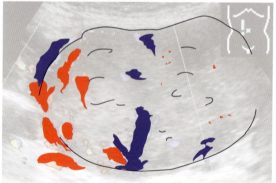

b　カラードプラ
バスケットパターンの血流信号を認める(矢印)。

肝細胞癌（門脈腫瘍栓 Vp3）
HCC (Tumor thrombosis)

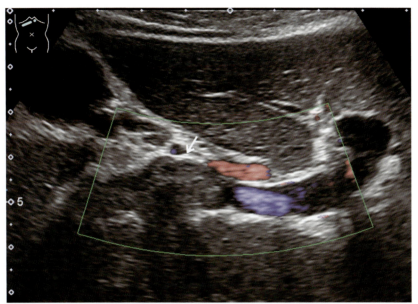

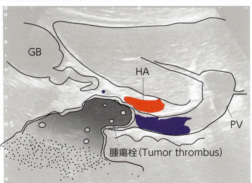

門脈内に主腫瘍から連続する充実性病変を認める（矢印）。右枝までの進展であり，画像診断血管侵襲 Image-Vp3となる[1]。

参考文献

1) 日本肝癌研究会：原発性肝癌取扱い規約第6版．金原出版，2015．

肝臓

肝細胞癌（下大静脈腫瘍栓 Vv3)
―― Tumor thrombosis

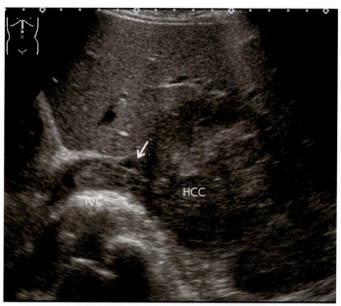

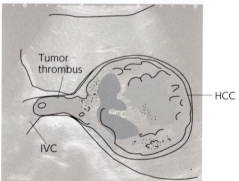

腫瘍からRHVを介してIVC内に進展する充実性病変を認め（矢印），下大静脈腫瘍栓の所見である。画像診断血管侵襲 Image-Vv3となる[1]。

参考文献
1) 原発性肝癌取扱い規約第6版．日本肝癌研究会編，金原出版，2015．

肝内胆管癌①
―Intrahepatic cholangiocarcinoma：ICC (cholangiocellular carcinoma：CCC)

US所見

- 境界不明瞭，不整形
- エコーレベルはさまざま
- 末梢の胆管拡張を認める場合がある
- 血流信号は少ない

60代女性。

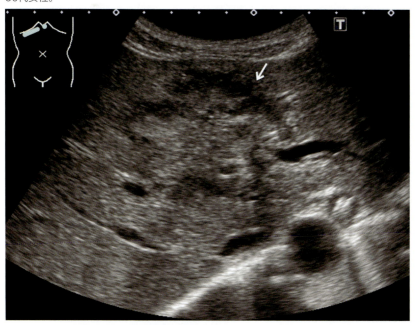

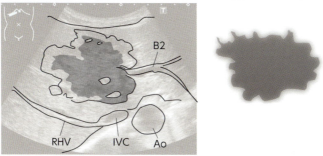

S4/8の肝門部に53mm大の八頭状の等～低エコーの充実性結節を認める（矢印）。内部のエコーレベルは不均一。辺縁に低エコー帯を伴っている。B2の末梢枝は5mmと拡張を認め，結節で途絶している。

肝臓

US所見—補足

- 浸潤性発育の形態をとるため，形状は不整形，境界は不明瞭なことが多い。腫瘍末梢の胆管拡張を認めることが多く，腫瘍が被膜下にあれば，丈の低い隆起を示し，癌臍を形成する。エコーレベルはさまざまで，しばしば等エコーのため，腫瘍の認識が不良の場合がある。その際には拡張した**末梢胆管の途絶部**に腫瘍の存在を疑う。
- 既存の血管が腫瘍内を貫通する所見がみられることもある。**乏血性**のため，血流信号は少なく，既存の血管は腫瘍辺縁に圧排，または腫瘍内に残存する。
- ときとして多血性の肝内胆管癌もみられるため，注意する。

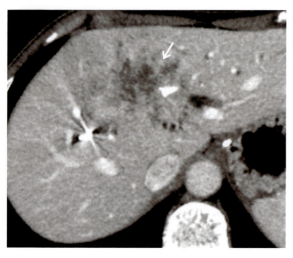

造影CT
肝門部に八頭状の形状不整な腫瘤を認め辺縁部が早期濃染し，内部には緩徐な造影効果を認める（矢印）。肝内胆管癌の所見。

肝左3区域切除，肝外胆管切除

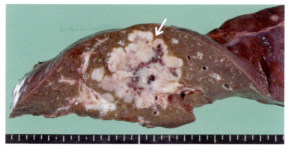

肉眼所見
66mm大の腫瘤形成型病変。白色調の八頭状腫瘤（矢印）。

組織所見（非掲載）
中分化主体の腺癌で，腫瘤形成型の肝内胆管癌と診断された。

肝内胆管癌② — ICC

> **造影US所見**
> - 動脈相：辺縁リング状，貫通する線状造影効果（＊）
> - 門脈相：肝実質に比し，造影効果不良
> - 後血管相：八頭状〜輪郭不整で明瞭な造影欠損

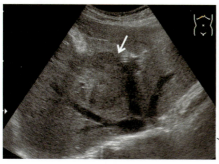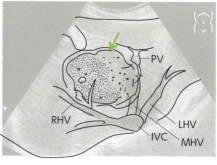

a
肝門部S5/8に境界不明瞭な低エコー結節を認める（矢印）。

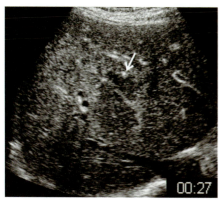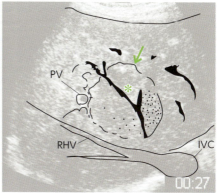

b　動脈相
中心部を貫通する線状の造影効果を認める（＊）が，ほかの大部分は造影効果不良である（矢印）。

肝臓

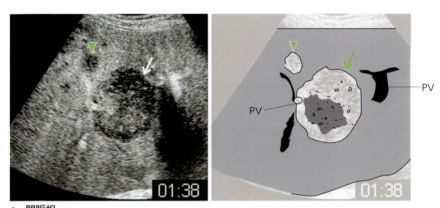

c 門脈相
造影不良な結節として認識される(矢印)。S5に小さな造影効果不良領域を認める(矢頭)。

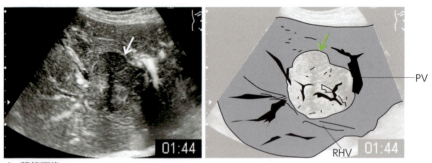

d 積算画像
内部にまばらに分布する線状の血管構築を認める(矢印)。

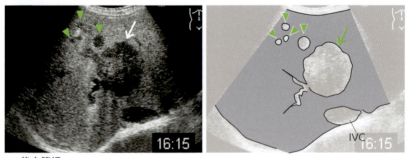

e 後血管相
八頭状の造影欠損を呈している(矢印)。他の部位にも多数の明瞭な造影欠損を認めた(矢頭)。

肝門部領域胆管癌多発肝内転移の診断となり、手術は非適応となった。

肝内胆管癌③ ——————————————— ICC

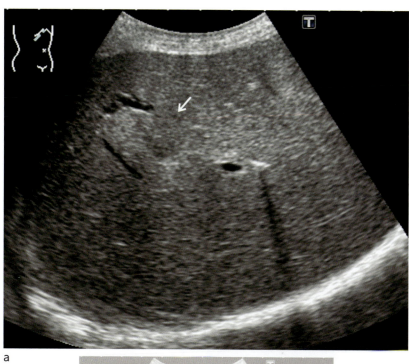

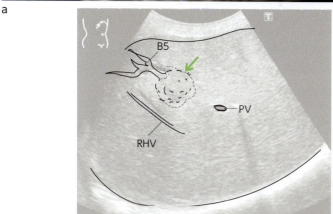

S5に限局的な胆管拡張を認める(矢印)。よくみるとその中枢に境界不明瞭な等〜低エコー充実性結節を認める。

肝臓

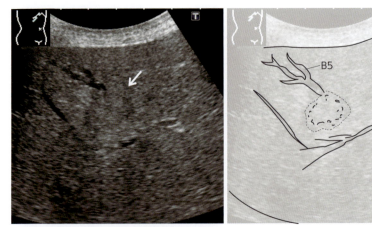

b 右肋骨弓下走査（6MHz高周波プローブ）

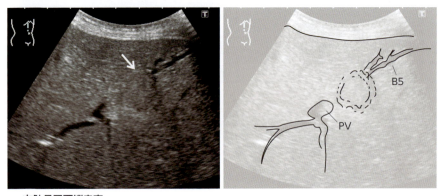

c 右肋骨弓下縦走査

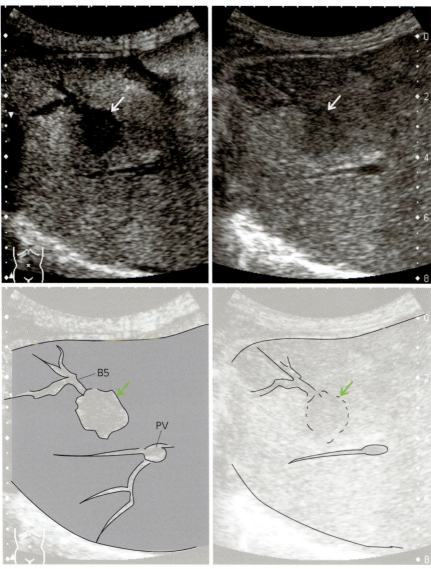

d 後血管相　　　モニターモード

境界明瞭な造影欠損を呈している(d)。造影剤を使用することで腫瘍範囲を明瞭に同定可能となる。

肝臓

疾患概要

- 原発性肝癌の3〜5%を占める胆管上皮から発生する悪性腫瘍。
- 高齢者に多く，肝硬変に合併することは少ない。
- 胆管二次分枝を含み，二次分枝から末梢側に発生した胆管上皮由来の腫瘍である。
- HCCに比し，人種，地域，性別による発生頻度の差は認めない。
- 治療は手術が第一選択だが，局所浸潤やリンパ節転移，遠隔転移をきたしやすく，発見時には手術不能となっている場合も少なくない。その場合には化学療法が行われる。
- 症状は，上腹部痛，体重減少，肝腫大，腹水を認めることがある。
- 検査所見は胆道系酵素，CA19-9，CEAなどの上昇を認めるが，黄疸は少ない。
- 肝内結石症の経過で10%程度に発症する。
- 腫瘍は灰白色，充実性の硬い塊状〜結節状を呈し，出血や壊死をみることは少ない。
- 肉眼分類では，腫瘤形成型，胆管浸潤型，胆管内発育型の3型である[1]。
- 組織学的には辺縁にviableな腫瘍細胞に富む腺癌である。多量の線維性間質を有する。
- 病理学的診断では，CCCは粘液を産生し，HCCは産生しないため，粘液染色は有用である。

参考文献
1) 日本肝癌学会：原発性肝癌取扱い規約（第6版），金原出版，2015.
2) 日本肝臓学会：肝癌診療ガイドライン2017，金原出版，2017. p25-27.

肝芽腫 — Hepatoblastoma

US所見

- 境界明瞭な塊状型
- 辺縁低エコー帯を伴うことあり
- 内部エコーは低～等～やや高エコーとさまざま
- 石灰化を伴うことあり

1歳男児。転倒し打撲、CTで肝腫瘍破裂、出血性ショックと診断された。貧血の進行はなく、出血は保存的に加療された。

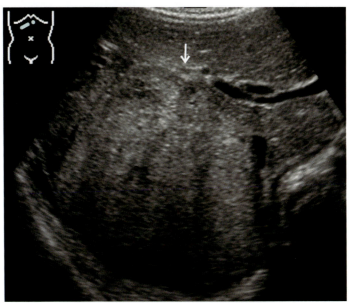

a

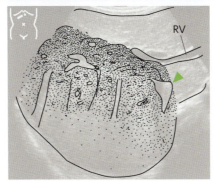

肝臓

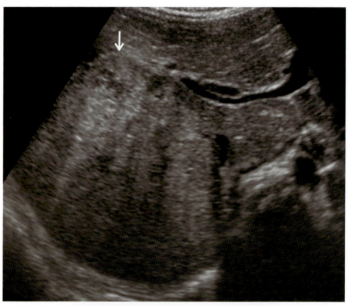

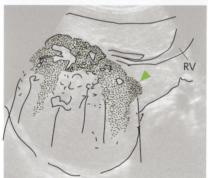

b
右葉足側に大きく肝外に突出する93mm大の境界比較的明瞭な等〜やや高エコー結節を認める(矢印)。わずかな液体の貯留を認める(矢頭)。出血部分が疑われる。腫瘤内部はやや不均一。後方エコーは減弱している。

US point

4Dプローブの活用：マルチスライス画像では，c：腫瘍（矢印）と中・右肝静脈（＊）や門脈（矢頭）との関係，d：胆嚢（♯）や肝静脈（＊）との関係が把握できる。

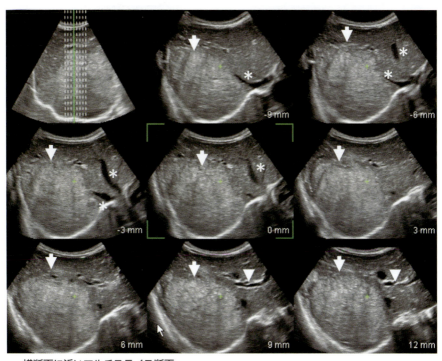

c　横断面に近いマルチスライス断面

肝臓

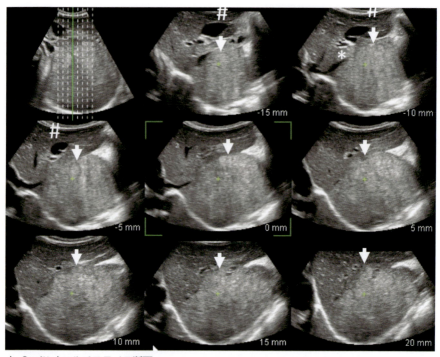

d　Sagittal マルチスライス断面

肝芽腫の切除にあたり，占拠部位と門脈や肝静脈，周辺他臓器との位置関係や侵襲の有無を評価することが重要である。

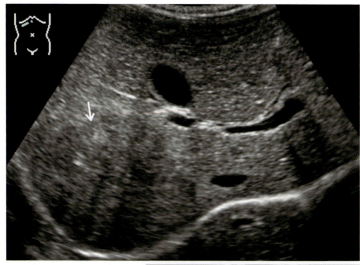

e
化学療法後。腫瘍サイズは56mmと縮小している。

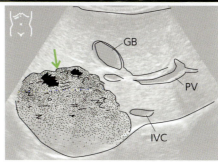

肝右葉切除施行

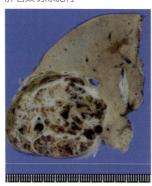

肉眼所見
52mm大の境界明瞭な腫瘤で内部に線維性隔壁と出血を伴っている。

組織所見(非掲載)
好酸性細胞質，類円形核をもつ腫瘍細胞が索状構造を示して増殖するfetal epithelial hepatoblastomaの像と大型核でN/C比の高い腫瘍細胞が腺腔様構造やロゼット様配列を示しながら増生するembryonal hepatoblastomaの像がみられた。

肝臓

疾患概要

- 小児の肝臓に発生する悪性腫瘍のうち，最も頻度が高い．
- 小児固形癌としては，神経芽腫・Wilms腫瘍（腎芽腫）に次いで多い．
- 未熟な肝前駆細胞に由来し，孤立的で，肝左葉に比べて右葉に多い．転移しうる．
- 3歳までに発生することが多く，4歳未満の小児における肝悪性腫瘍の約90％を占める．
- 2：1で男児に多い．
- AFP 500ng/mL超の場合は肝芽腫の可能性が高い．
- 臨床病期分類は，治療前の腫瘍進展度によるPRETEXT(Pretreatment Extent of Disease System)分類が用いられる[3]ことが多い．

PRETEXT分類

- Ⅰ：腫瘍は1つの肝区域に存在し，他の隣接する3区域に腫瘍の浸潤を認めない．
- Ⅱ：腫瘍は2つの肝区域に存在し，他の隣接する2区域に腫瘍の浸潤を認めない．
- Ⅲ：腫瘍は2つ以上の隣接しない肝区域または3つの隣接する肝区域に存在し，他の1区域あるいは隣接しない2区域に腫瘍の浸潤を認めない．
- Ⅳ：腫瘍は4つの区域に存在する．
- これらに肝外性因子として，V(肝静脈浸潤)，P(門脈浸潤)，E(肝外進展)，M(転移)，R(腫瘍破裂)，F(多発性)を付記して，リスク分類を行う．
- 抗癌剤と手術の組み合わせが治療の基本である．

参考文献

1) 桜井正児：肝芽腫．小児アトラス，ベクトルコア，2003，p34-35．
2) Ueda K, et al：Hypervascular hepatocellular carcinoma：evaluation of hemodynamics with dynamic CT during hepatic arteriography. Radiology 206：161-166, 1998.
3) Brown J, et al：Pretreatment prognostic factors for children with hepatoblastoma-- results from the International Society of Paediatric Oncology（SIOP）study SIOPEL 1. Eur J Cancer 36：1418-1425, 2000.

肝炎症性筋線維芽細胞性腫瘍
―――― Inflammatory myofibroblastic tumor of the liver

30代女性。胃部不快感と発熱で近医受診するも改善せず，右季肋部痛も出現したため当院受診。CT，MRIで肝腫瘍疑いで精査依頼。

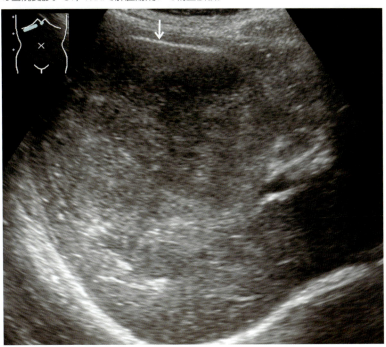

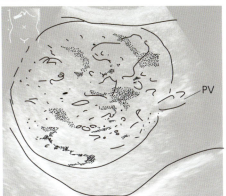

a
S5を中心としてS6〜8に径106mmの境界明瞭輪郭整な等〜低エコー腫瘤を認める。

肝臓

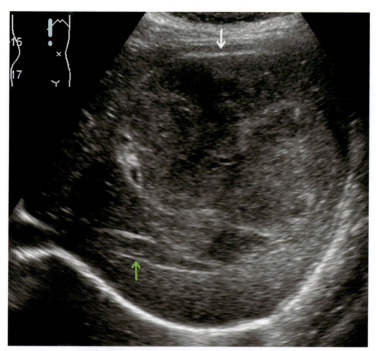

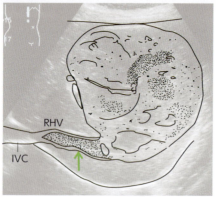

b
右肝静脈内に連続するエコー像を認める（緑矢印）。腫瘍栓の所見である。

造影US(ソナゾイド)

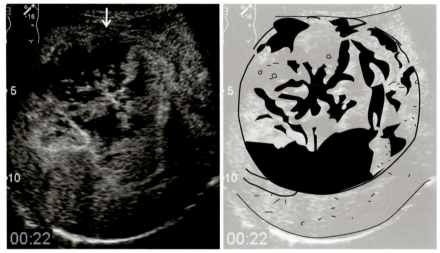

c　動脈相
腫瘤内に流入する屈曲した索状の造影効果，灌流像で不均一な強い造影効果。
白矢印：腫瘤(以下同)

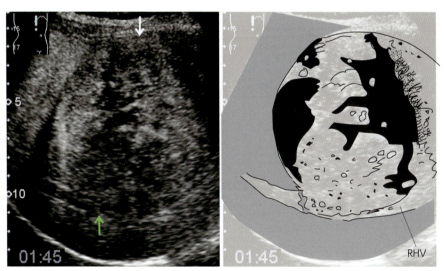

d　門脈相
造影効果は減弱。また，血管相における造影効果不良域を認め出血，壊死を疑った。
緑矢印：RHV内腫瘍栓(以下同)

肝臓

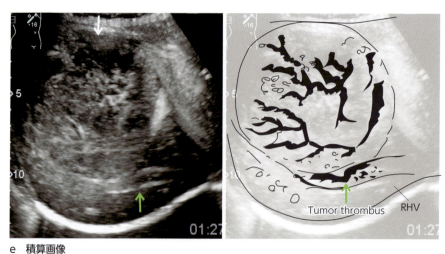

e 積算画像
右肝静脈内のエコー像内に豊富な血管構築を認め，腫瘍栓の所見であった。

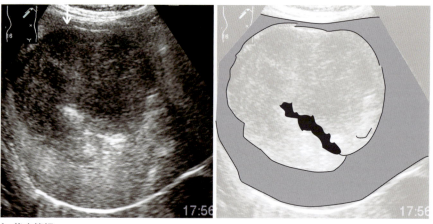

f 後血管相
分葉状の欠損像を呈した。

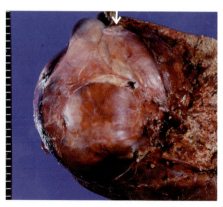

肉眼所見
摘出標本。肝右葉に突出する巨大な腫瘍を認める。

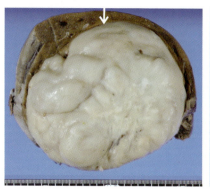
a

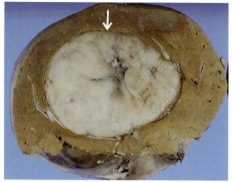
b 割面

固定後摘出標本
腫瘍は白色調一部淡黄色調で粘液様の基質を伴っている(a)。内部には出血,血管の集簇を窺わせる海綿状部分を認める(b)。右肝静脈内に腫瘍栓を認めた。

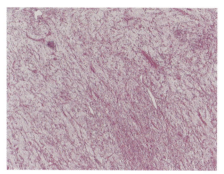

組織所見（HE染色弱拡大）
豊富な粘液浮腫状間質を背景に,紡錘形細胞が個在性に増殖し,小型リンパ球様細胞を伴っている。

肝臓

疾患概要

- 15〜30％の症例で，発熱，体重減少，倦怠感，腫瘤触知などを認める。
- WHO classification of tumours[3]では分葉傾向を示す充実性腫瘤として描出されることが多く，石灰化を伴うことがあると記載されている。
- 単純CTで境界明瞭，均一な低濃度域，動脈相で不均一な辺縁の造影効果を認め，門脈相〜平衡相ではまだらな造影効果が徐々に中心部に広がり，周辺肝実質と同等の造影効果を示したとの報告[6]や，過去の報告のレビューでは，画像所見において特徴的なものはないとの記載もみられる[7]。

参考文献

1) Pettinato G, et al：Inflammatory myofibroblastic tumor（plasma cell granuloma）. Clinicopathologic study of 20 cases with immunohistochemical and ultrastructural observations. Am J Clin Pathol 94：538-546, 1990.
2) Coffin C, et al：Extrapulmonary inflammatory myofibroblastic tumor（inflammatory myofibroblastic tumor（inflammatory pseudotumor）：A clinicopathologic and immunohistochemical study of 84 cases. Am J Surg Pathol 19：859-872, 1995.
3) Coffin C, et al：Inflammatory myofibroblastic tumour. Pathology and Genetics of Tumours of Soft Tissue and Bone. World Health Organization Classification of Tumours. IARC Press, 2002：91-93.
4) 山元英崇，ほか：炎症性筋線維芽細胞性腫瘍とその周辺疾患．病理と臨床 30：258-264，2012.
5) See TC, et al：CT and angiographic features of hepatic inflammatory myofibroblastic tumour. Clin Radiol 60：718-722, 2005.
6) 久岡正典，ほか：炎症性筋線維芽細胞性腫瘍．病理と臨床 21：413-418，2003.
7) 表原田実，ほか：造影超音波検査を施行した肝炎症性筋線維芽細胞性腫瘍の1例．Jpn J Med Ultrasonics 41：225-232，2014.

転移性肝癌① — Hepatic metastasis

> **US所見**
> - 境界明瞭，ときに不明瞭，不整（粗い凹凸）
> - 厚い辺縁低エコー帯（bull's eye pattern, target pattern）
> - 内部高，等，低エコーなどさまざま
> - 中心部に無エコー域や石灰化を伴うことあり
> - 多発することが多い
> - 血流信号は腫瘍辺縁に認めることが多いが中心部はあまり認めない

60代男性。2週間続く胃痛，背部痛でUS依頼。

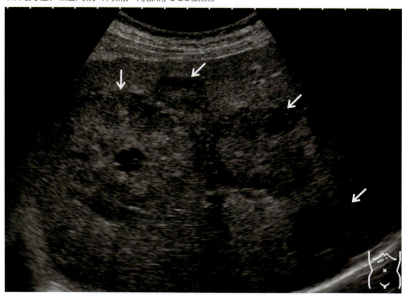

a

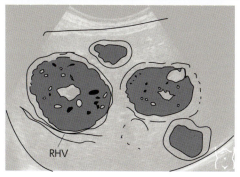

肝臓

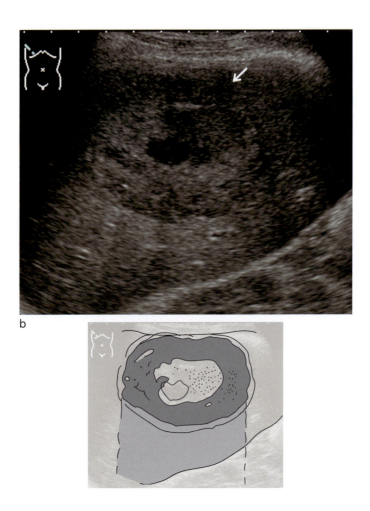

b

肝内には幅の広い辺縁低エコー帯を有した充実性腫瘍が多発している（a：矢印）。左葉に2個，右葉に5個。最大結節は右葉にあり，66mmであった（b：矢印）。境界明瞭，輪郭軽度不整で，一部の結節には中心部に無エコー域を認め出血や液状壊死が示唆される。転移性腫瘍を強く疑ったが，腹腔内に原発巣を疑う所見はみられなかった。

その後の精査で食道癌 Stage IVと診断され化学療法となった。

US所見―補足

- 小さなものでは円形が多いが，大きくなると不整形を呈してくる。
- 境界は明瞭，ときに不明瞭で凹凸を認めるものもある。低エコーから高エコーまでさまざまなエコーレベルを呈する。消化管原発癌による転移の場合，エコーレベルが肝と同じか，高いことが多い。
- 一般的には辺縁部に厚い低エコー帯(halo)を有する例が多く，小さな腫瘍では腫瘍中心部の壊死により，高エコーを呈し，bull's eye pattern，target patternを呈する。中心部の高エコーは壊死物質などの反射源が増加することによる。中心部が液状化壊死となると，無エコー域として認識される。
- 扁平上皮癌は中心壊死をきたしやすい。胃・大腸癌などの粘液産生癌では石灰化を伴いやすい。多発し，一塊となるとcluster signを呈する。
- 肝表面の結節は，中央に陥凹を認め，癌臍を呈することが多く，胆管細胞癌とともに転移性肝癌に特徴的な所見である。
- カラードプラでは腫瘍内は乏血性で，既存の血管が，腫瘍内に残存，または腫瘍辺縁に圧排される所見を認める。

疾患概要

- 肝臓は肺に次ぐ転移性癌の好発臓器である。原発性肝癌に比し，転移性肝癌の頻度は10倍以上である。原発巣の頻度的には胃・大腸癌を中心とする消化管由来の腺癌が多い。ほかに胆道，膵，卵巣，乳腺，腎・尿路系，肺，子宮，メラノーマなどがある。
- 大部分の転移性肝癌は血行性に門脈を介した経門脈性転移によって起こり，特に大腸癌の占める割合が大きい。HCCと異なり，慢性肝炎や肝硬変を合併することは少ない。
- 治療には外科的療法や化学療法，経皮的局所療法があり，原発臓器により，その治療方針は異なる。大腸癌(単発など)では切除可能な場合は原発巣を含めた外科的切除が第一選択である。切除不能な場合は化学療法などを行う。胃癌は化学療法が基本である。消化管間質腫瘍(GIST)は，切除可能な場合は外科的切除を考慮する。不能な場合はイマチニブの投与を行う。そのほかの臓器は化学療法が基本である。
- 膵癌や胆道癌の場合は肝転移の有無が原発巣の非切除適応となる。担癌患者の治療方針決定，治療効果判定に画像診断の果たす役割はきわめて重要である。
- 無症状，もしくは原発巣による症状，転移結節が大きくなると，腹部膨満感，不快感，黄疸，腹水，食欲不振などがみられる。
- 基本的に原発巣の臓器特異性を保持し，組織像は原発巣と同様の所見を呈する。所見にはバリエーションが多い。
- 肉眼的特徴として多結節で被膜や隔壁がなく，癌臍を伴うことが多い。一般的に上皮性腫瘍の転移では腫瘤を形成するが，血液腫瘍の多くはびまん性に浸潤し，腫瘤形成を示すものは25％と少ない。線維性間質に富む腺癌肝転移の特徴は，周辺部に比較的血管に富むviableな腫瘍細胞があり，中心部には線維性壊死組織が存在する。
- 腫瘍マーカーは胃・大腸癌などでCEAが上昇し，膵・胆道癌，大腸癌などでCA19-9が上昇する場合が多い。

転移性肝癌 クラスターサイン（Cluster sign）

胃癌の多発転移例

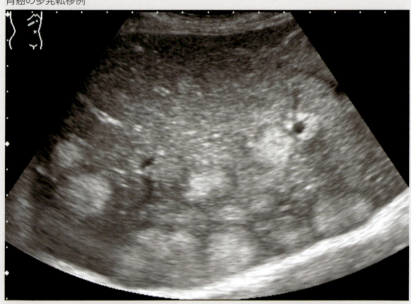

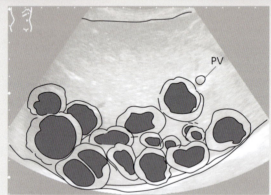

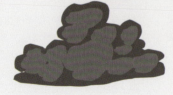

腫瘍が増大していく過程において多数の腫瘍がその名のとおりぶどうの房状に融合し一塊となったもの。

転移性肝癌② ─────────── Hepatic metastasis

60代男性。膵頭部癌術後化学療法中，経過観察のCTにてS6に低吸収域を指摘，精査。

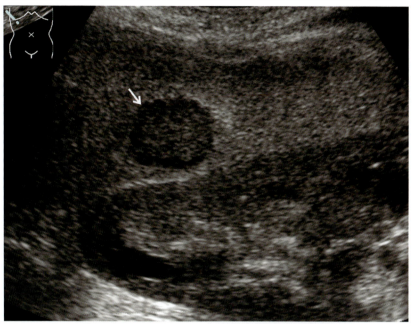

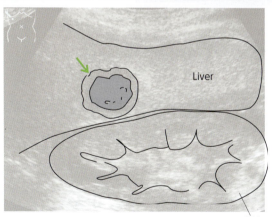

a
S6に17mm大の境界明瞭な低エコーの充実性結節を認める(矢印)。

肝臓

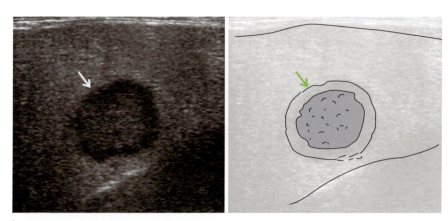

b
辺縁には低エコー帯を伴っている(矢印)。

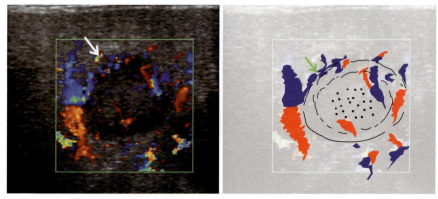

c　カラードプラ
辺縁に線状の血流信号を認める(矢印)。

転移性肝癌③ ― Hepatic metastasis

造影US所見

- 動脈相：リング状の造影効果
- 門脈相：造影効果は速やかに減弱し，周辺肝実質より造影効果不良
- 後血管相：明瞭な欠損

70歳代男性。盲腸癌術後。肝腫瘤精査。

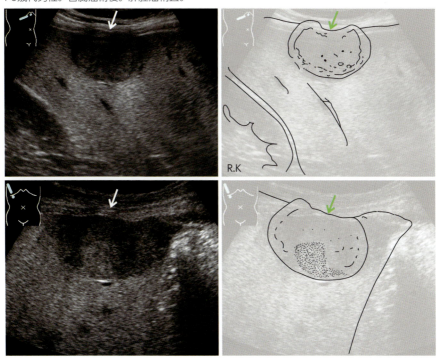

a
S6/5に境界明瞭な低エコー結節を認める。腫瘤は肝表面から軽度突出している。中央に軽度の陥凹を伴っており，癌臍を疑う（矢印）。内部エコーレベルは軽度不均一。

肝臓

造影US（ソナゾイド）

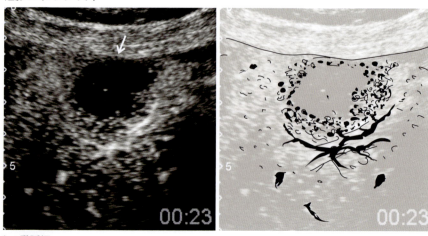

b 動脈相
腫瘍辺縁にリング状に造影効果を認める。中心部の造影効果は不良。

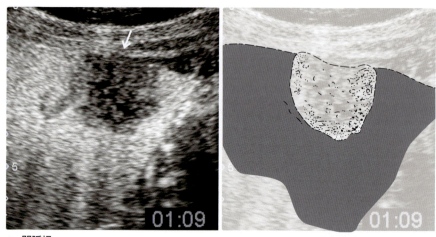

c 門脈相
全体の造影効果は減弱し（矢印），周辺肝実質より造影効果不良な腫瘍として認識される。

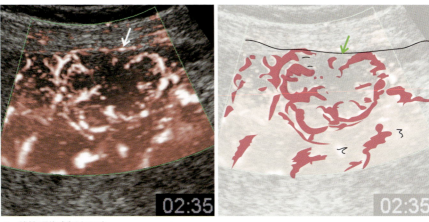

d　積算画像（造影SMI）
腫瘤辺縁に比較的豊富な血管構築を認める（矢印）。

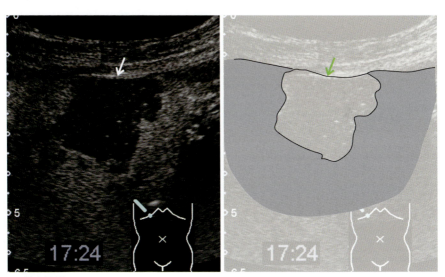

e　後血管相
不整形で明瞭な造影効果欠損域を呈している（矢印）。

肝臓

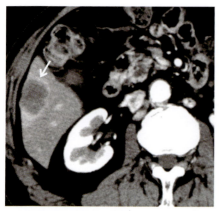

造影CT
S6末梢にリング状に増強される腫瘤を認める（矢印）。

腹腔鏡下肝S6/5部分切除

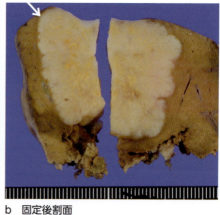

b 固定後割面

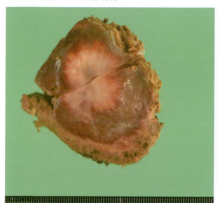

a 摘出標本

肉眼所見・摘出標本
肝S6/5被膜下に灰白色充実性の結節性病変を認める。

組織所見（非掲載）
中分化腺癌の肝転移の所見であった。

微小転移性肝癌 ─ Micro hepatic metastasis

60代男性。2年前，右脈絡膜腫瘍で右眼球摘出術。その1年後にS6に肝転移巣を指摘。S6部分切除時に多発肝転移。その半年後，肝動脈化学塞栓療法(TACE, シスプラチン) 施行。経過観察。

造影US所見

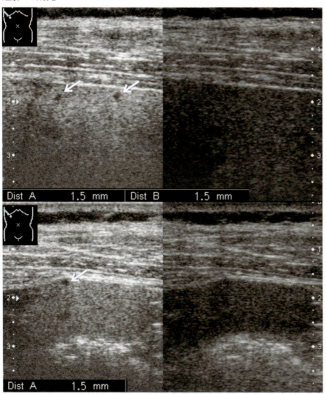

造影CTでは指摘困難な肝表面の1mm大の微小結節を多数認める(矢印)。

後血管相　　　モニターモード

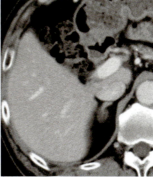

造影CT
S6に転移巣は指摘されない。

肝臓

造影US後血管相における微小転移性肝癌検索

50代女性。乳癌術後，B型慢性肝炎で定期経過観察中，USでS6に結節を指摘され，造影USの精査依頼。

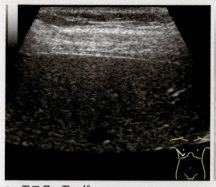
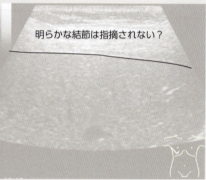

a　モニターモード

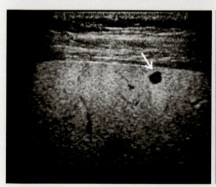
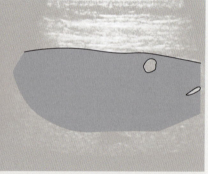

b　後血管相

後血管相で，S5/6に4.7mmの明瞭な造影欠損域を認める（矢印）。モニターモードでは結節の同定は困難である。この結節を含む合計9カ所の転移性肝癌を指摘した。

US point

- 特に膵癌，胆道癌の場合，肝表面側に小さな肝転移を伴ってくる場合がある。2〜3mmの転移巣をBモードで発見するのは困難なため，術前精査には積極的に造影剤を使用して，6MHz以上の高周波プローブを用いた肝転移検索を行うことを推奨する。
- このような2〜3mmの微小転移結節は造影CTでも指摘困難なことが多い。

リンパ腫肝浸潤① ─── Hepatic malignant lymphoma

US所見

原発[1, 2)]
- 結節型が多い
- 均一な低エコー
- 低エコーと高エコーの混在パターンあり

二次性
- 多発・びまん型が多い

50代女性。8年前に発症した非Hodgkinリンパ腫 (non Hodgkin lymphoma：NHL) 皮膚未分化大細胞リンパ腫 (primary cutaneous anaplastic large cell lymphoma：PCALC) で治療中。単純CTで肝臓内に新規に6カ所の低吸収域を指摘。

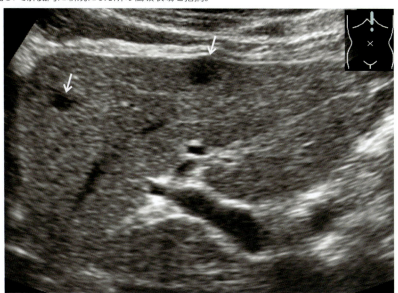

a

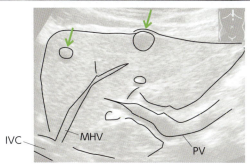

肝臓

> **US所見—補足**
> - 結節型のUS所見は，異型リンパ球が肝細胞や血管などの既存構造を残したまま，びまん性に浸潤発育することを反映し，既存の脈管が腫瘍内部を偏位なく貫通する所見を認める[4]。
> - 肝へのリンパ腫浸潤の形態の大部分はびまん性に広がっており[3]，USにおける感度は30%以下と報告されている[5]。

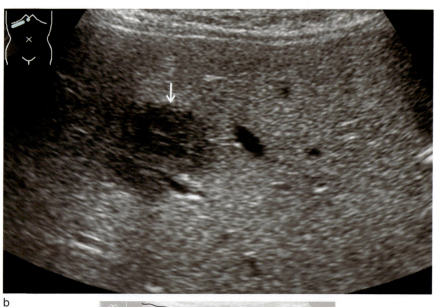

b

肝内に低エコー結節を9カ所認めた（a：矢印）。最大の結節はS5にあり，25mm（b：矢印）。やや不整形な形態で内部エコー性状は均一に低下している。内部に既存の血管の貫通像を認める。リンパ腫として矛盾しない所見である。

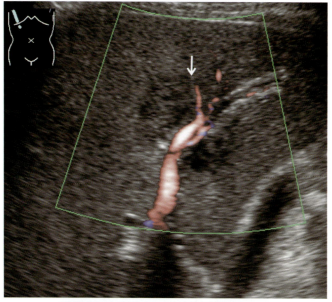

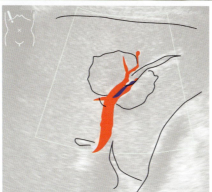

c　カラードプラ(ADF)
結節内に既存の血管(G5)の貫通像を認める(矢印)。

肝臓

疾患概要

- 肝臓は間質成分がきわめて乏しく，リンパ球は門脈域に極少数散見されるにすぎないため，リンパ節外性悪性リンパ腫のうち，肝臓原発の悪性リンパ腫（primary hepatic lymphoma：PHL）の発生はきわめてまれである（0.48%）[6]。
- リンパ節起源の悪性リンパ腫（nodal malignant lymphoma）は，病変が進展すると，高率に肝臓への浸潤，増殖あり（secondary hepatic lymphoma：SHL）。
- 発生機序に肝炎ウイルスとの関連が示唆されている。HCVのように肝細胞のほかにリンパ球にも感染するウイルス性慢性肝炎が併存している場合，PHLの発生頻度が高率になる可能性がある[7]。
- 悪性リンパ腫の予後に関する重要な因子は病理組織型および病期分類である。
- リンパ節のほかに，節外臓器への浸潤の有無を把握することが重要である。

参考文献

1) Higuchi T, et al：Case report：primary hepatic lymphoma associated with chronic liver disease. J Gastroenterol Hepatol 12：237-242, 1997.
2) Soyer P, et al：Hodgkin's and non-Hodgkin's hepatic lymphoma：sonographic findings. Abdom Imaging 18：339-343, 1993.
3) Rosenberg SA, et al：Lymphosarcoma：A review of 1269 cases. Medicine 40：31-84, 1961.
4) 松枝 清, ほか：肝原発悪性リンパ腫. 消化器画像 5：571-575, 2003.
5) Ginaldi S, et al：Ultrasonographic patterns of hepatic lymphoma. Radiology 136：427-431, 1980.
6) Freeman C, et al：Occurrence and prognosis of extranodal lymphomas. Cancer 29：252-260, 1972.
7) 円山英昭：肝原発悪性リンパ腫. 肝臓 41：85-89, 2000.
8) 岩井孝仁, ほか：造影超音波検査を施行した悪性リンパ腫肝病変の1症例. Jpn J Med Ultrasonics 43：115-122, 2016.

リンパ腫肝浸潤② ── Hepatic malignant lymphoma

70代女性。HCVキャリアで，前医の経過観察中のUSで肝腫瘍を指摘。5カ月後に増大を認めたため，精査受診。

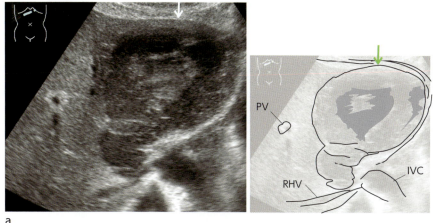

a
S4を主座とする境界明瞭な最大径91mmの充実性腫瘤を認める(矢印)。

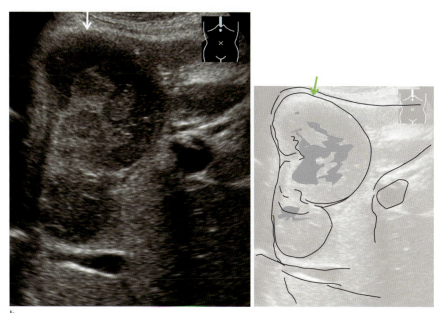

b
辺縁は低エコーで中心部は高エコーを呈している(矢印)。

肝臓

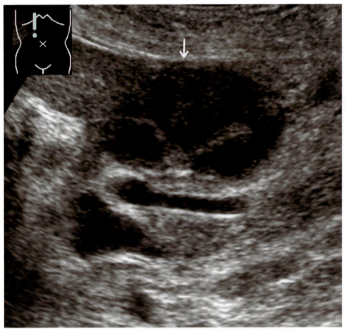

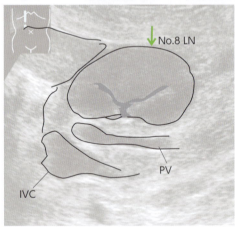

c
肝門部には境界明瞭で低エコーのリンパ節腫大を多数認める。最大のリンパ節はNo.8で，32mmで内部エコーは均一に著明に低下している。
肝生検で，びまん性大細胞型リンパ腫(diffuse large B-cell lymphoma)と診断された。

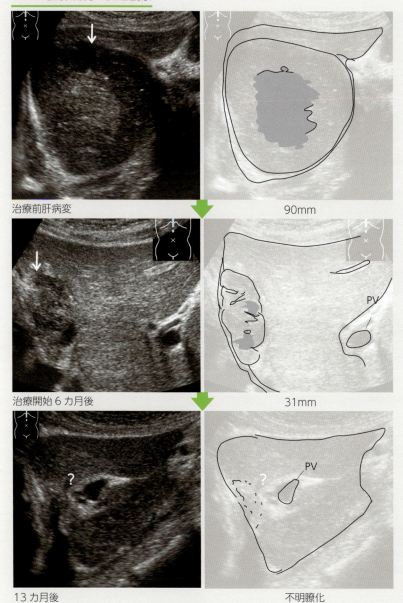

治療開始6カ月後で肝病変のサイズは著明に縮小しており、緊満感はみられない。肝病変は不明瞭化している。

肝臓

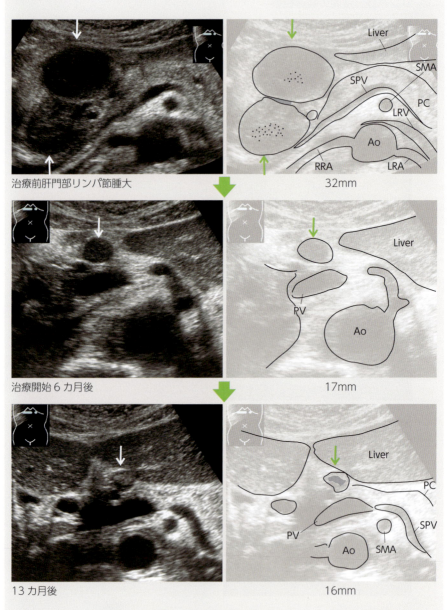

治療前肝門部リンパ節腫大。肝門部リンパ節サイズは縮小している。リンパ節の緊満感は減弱し，内部エコーは上昇している。

メトトレキサート関連リンパ増殖性疾患
Methotrexate-associated lymphoproliferative disorders (LPD)

60代女性。14年前より関節リウマチ（RA）に対して，メトトレキサート（MTX）で内服加療中であった。胆石症にて消化器内科で定期的に経過観察していた。最近，左背部痛が出現。

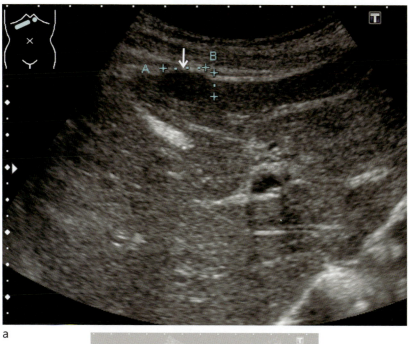

a

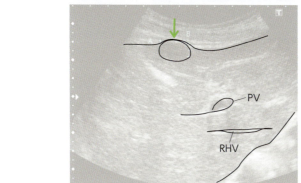

S4に，13×4mm大の肝表面より軽度突出する内部性状の均一な低エコーの充実性結節を認める。

肝臓

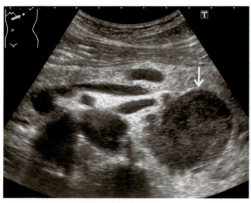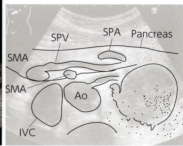

b
左腎上極，膵尾部背面に41×38mm大の境界明瞭，輪郭やや不整な充実性腫瘤を認める．内部エコーは低下し軽度不均一であった．カラードプラ（非掲載）では表面から内部に流入する線状の血流信号を認めた．

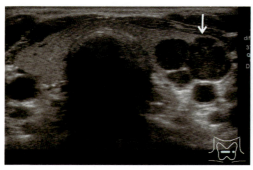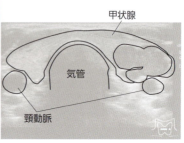

c
甲状腺左葉に分葉状の形態でエコーレベルが著明に低下した均一な腫瘤を認める．

造影CT

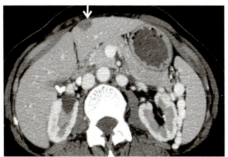

a
S4表面に，淡い低吸収病変を認める。

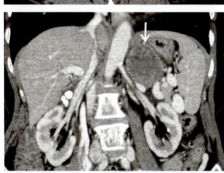

b
左副腎に周囲とは境界明瞭な弱い染まりの内部やや不均一な腫瘤性病変を認める。

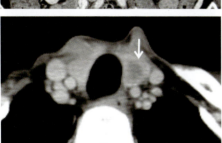

c
甲状腺右葉に多発性に低吸収結節を認める。

PET-CT
肝内に複数の集積亢進所見(SUV$_{max}$ 5.3まで)左副腎に集積亢進所見(SUV 11.3)甲状腺左葉に集積亢進所見(SUV 9.9)を認めた。

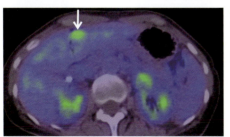

EUS-FNAにてdiffuse large B-cell lympho-ma MTX関連リンパ増殖性疾患(LPD)と診断された。

肝臓

疾患概要

- RA発症からLPD発症までの期間は平均11年，MTX投与例は発症まで約5年。
- 発生部位は節外性が多く（40〜50％），消化管，皮膚，軟部組織などである。
- 組織型はびまん性大細胞型B細胞リンパ腫が多く（35％），次いでHodgkinリンパ腫（25％）。
- EBV陽性は約40％。Hodgkinリンパ腫ならば陽性率は70〜80％と高い[2]。
- MTXの中止で60％が自然寛解する（1〜2週間）。EBV陽性例で寛解率が高い。
- 半数例が再燃するといわれており慎重な経過観察が必要である。LPD寛解後のRA治療は，免疫抑制薬を極力避け，MTXの再開やTNF阻害薬の投与は再発のリスクを考慮し原則行わない[3]。

参考文献

1) Hoshida Y, et al：Lymphoproliferative disorders in rheumatoid arthritis：Clinicopathological analysis of 76 cases in relation to methotrexate medication. J Rheumatol 34：322-331, 2007.
2) Kojima M, et al：Methotrexate-associated lymphoproliferative disorders. A clinicopathological study of 13 Japanese cases. Pathol Res Pract 202：679-685, 2006.
3) 日本リウマチ学会 MTX診療ガイドライン策定小委員会：関節リウマチ治療におけるメトトレキサート（MTX）診療ガイドライン 2016年改訂版【簡易版】．羊土社，2016，p12.

5. 肝外傷 ─────── Hepatic injury

US所見

- 肝内の不整形低エコー病変（血腫）
- 肝表面の断裂（被膜損傷）
- 肝周辺の液貯留

80代女性。自宅で右側胸部を強打し，呼吸苦と疼痛で緊急搬送された。WBC 18,600/μL，Hb 11.1g/dL，CRP 0.10mg/dL，AST 520U/L，ALT 597U/L，LD 917U/L。外傷性気胸でドレナージ後，CTで肝損傷疑い。受傷3日後の肝損傷の有無確認のためUS依頼。

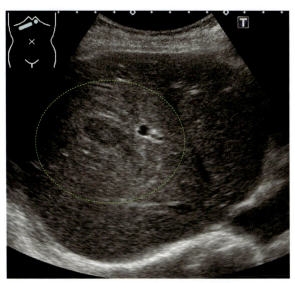

a

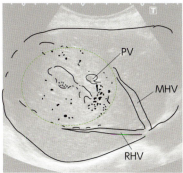

肝臓

> **造影US所見―補足**
>
> - 受傷直後は無エコー，高エコー，低エコー域が混在するが，経過とともに無エコーに変化し，徐々に吸収されエコー像が変化する。

右葉，前後区域にまたがって76mm大の境界不明瞭な高エコー域を認める（a，b）。内部に複数の低エコー領域を認め，カラードプラでは内部に血流信号を認めない。また，右葉裏面の被膜下に10mm大の木の実状の嚢胞性病変を認め，被膜下血腫疑い（矢印）。
肝損傷の実質内出血の所見で肝被膜は保たれており，肝周辺にfluid貯留なし。日本外傷学会における肝損傷分類はIb型。

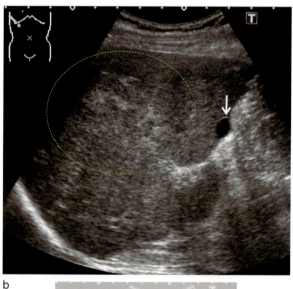

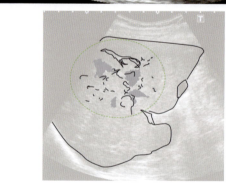

b

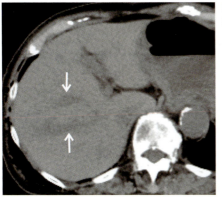

単純CT
S7/8に索状の淡い低吸収域を認める(矢印)。

疾患概要

- 肝は腹部刺創などの穿通性外傷や，交通外傷，高所墜落，重量物下敷きなどの鈍的外傷により容易に損傷される。
- 損傷が軽微なものでは，特記すべき自覚症状もなく，血液生化学検査や腹部CT検査で初めて診断され，良好な経過で自然治癒するものが多い。
- 損傷が高度または傍肝血管損傷を伴って腹腔内大量出血から重篤な出血性ショックを呈するものでは，緊急の外科手術やTAEが必要となる。

参考文献

1) 益子邦洋, ほか：肝外傷, 2005年(平成17年)度後期日本消化器外科学会教育集会.
2) 日本外傷学会臓器損傷分類委員会：肝損傷分類2008(日本外傷学会). 日外傷会記22：262, 2008.

肝臓

肝損傷分類

I型 被膜下損傷（Subcapsular injury）

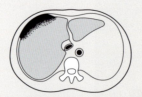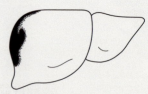

a　被膜下血腫（Subcapsular hematoma）

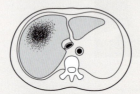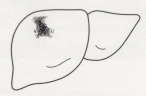

b．実質内血腫（Intraparenchymal hematoma）

II型 表在性損傷（Superficial injury）

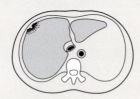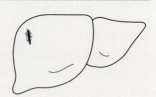

III型 深在性損傷（Deep injury）

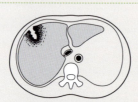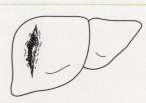

a　単純深在性損傷（Simple deep injury）

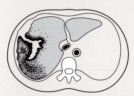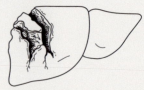

b　複雑深在性損傷（Complex deep injury）

- I型までは保存的にみられるがII型以降は縫合，外科的処置が必要となる．

（文献2より引用）

脾臓

1 正常像
基本走査と断面像

2 脾腫
Gamna-Gandy結節

3 腫瘤性病変
脾嚢胞
脾血管腫
　脾血管腫症
　硬化性血管腫様結節
Hodgkinリンパ腫
濾胞性リンパ腫
転移性脾腫瘍

4 脾外傷

脾臓

1. 正常像
基本走査と断面像

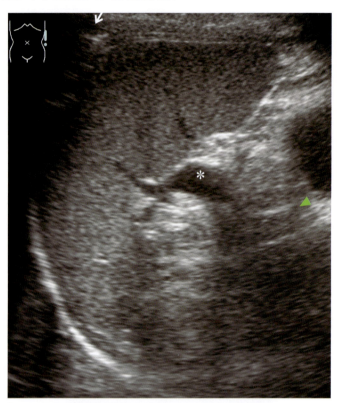

a

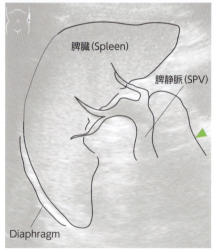

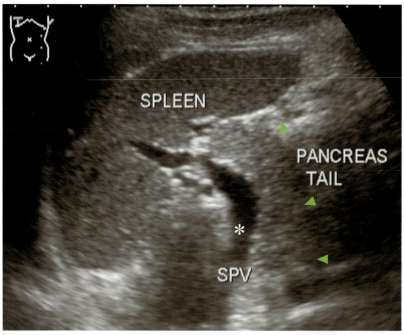

b

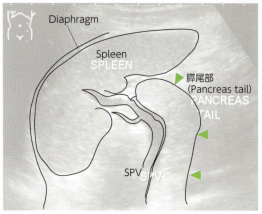

左第9〜11肋間の高さで左横隔膜と左腎の間に位置する実質臓器(a, b)。長軸は第10肋間に一致することが多く,呼気で観察しやすい。上方は肺の影響で欠損しやすい(a:矢印)。内側は凹面を形成し胃穹窿部,膵尾部(矢頭),左腎上極,横行結腸脾彎曲に接している。脾門部には脾動脈が流入し,脾静脈(*)が流出する。
実質は肝臓よりさらに細かい砂をまいたような均一な内部エコーを呈する(a, b)。

脾臓の計測法

- 代表的な計測法には，古賀の式：Spleen index＝長径×短径×k，k＝0.8（健常者），0.9（肝疾患）がある。
- 古賀の式では30cm^{2}以上を脾腫としているが，リニア型プローブによる基準値であるため，コンベックス型が主流の現在では，基準値は上昇傾向にある。自施設では33cm^{2}を基準値として用いている。

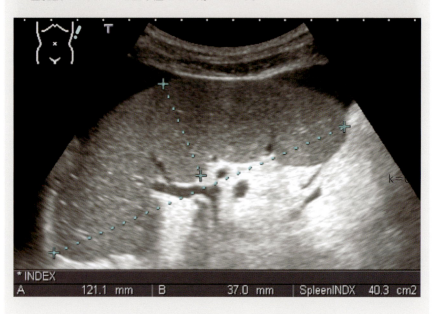

2. 脾腫① ── Splenomegaly

肝硬変

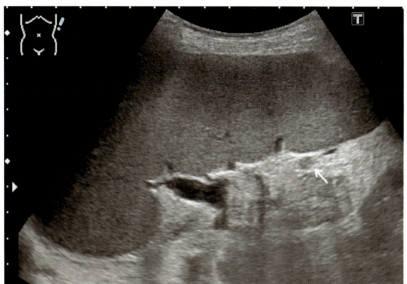

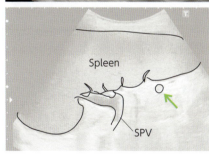

脾臓の腫大を認める。下極側に副脾（矢印）＊を認める。

＊副脾：脾と等エコーの類円形の充実性エコー像。複数個認めることもある。
　　　　先天的な異所性の脾組織である。

疾患概要

- 脾臓は網内系の臓器で血液のリンパ節といわれる。脾腫の原因の大部分は他臓器疾患（下記参照）により二次的に起こる。
- 脾腫の画像評価にはUS検査が用いられる。

脾腫を呈する代表的な疾患
1. 門脈圧亢進症：肝硬変，血栓症，門脈走行奇形，心不全 など
2. 炎症：伝染性単核球症，感染性肝炎，サルコイドーシス など
3. 腫瘍浸潤：リンパ腫，白血病，真性多血症 など
4. 溶血性貧血：遺伝性球状赤血球症，サラセミア など
5. 代謝異常：アミロイドーシス，Gaucher病 など

脾腫② ——Splenomegaly

10代女性。Wilson病による肝硬変。肝移植前評価。

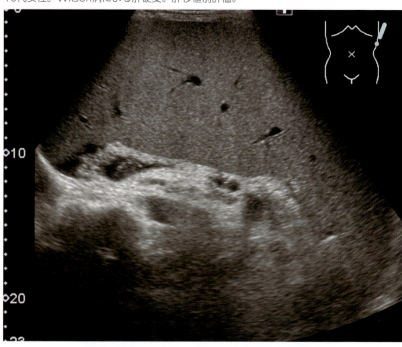

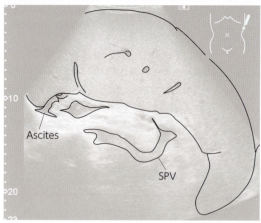

a
243×120mm, Spleen indexは262.44cm^2。著明な脾腫を認める。

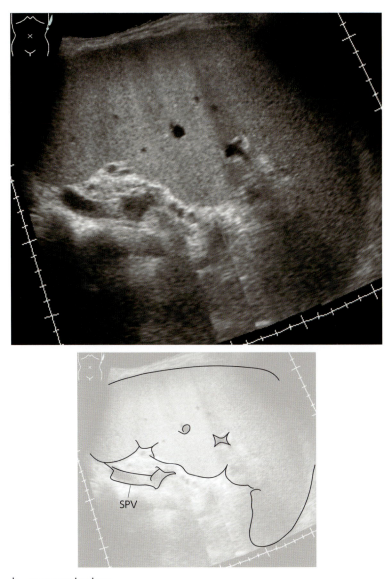

b　panoramic view

脾臓

Gamna-Gandy結節 — Gamna-Gandy nodules

US所見
- 脾内にびまん性に多発する点状高エコー
- 音響陰影は伴わない

50代女性。

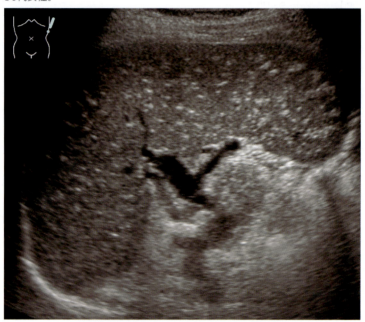

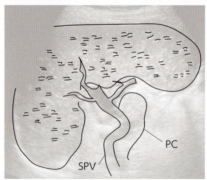

脾腫を認める。143×53mm。Spleen indexは68.6cm^2。脾内にびまん性に高輝度スポットを認める。

疾患概要

- 脾臓の慢性出血により，脾被膜や脾柱の動脈周囲に限局性出血が生じ，ヘモジデリン沈着や石灰化が起こる。
- 脾内小出血によるヘモジデリン沈着の結果生じた，脾柱や動脈周囲リンパ球鞘の結節で，しばしば石灰化を合併する。
- 特発性門脈圧亢進症や肝硬変症などで認められる。
- 脾腫を認める場合が多い。

脾臓

3. 腫瘍性病変
脾囊胞 ――― Splenic cyst

> **US所見**
> - 境界明瞭な無エコー結節
> - 後方エコーは増強する

60代女性。

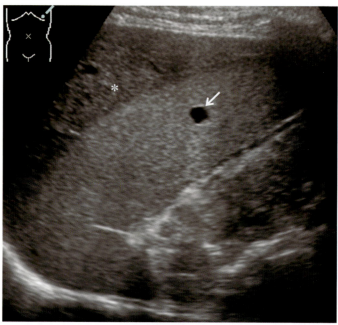

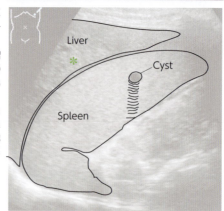

脾臓内，やや下極寄りに境界明瞭平滑な無エコー結節を認める(矢印)。後方エコーはわずかに増強している。画像左側の充実性臓器は肝左葉である(*)。

＊肝左葉が大きく，このように左肋間から観察される場合がある。脾臓や他臓器と間違わないように注意する。

脾血管腫 ――――――――――― Splenic hemangioma

US所見

- 境界明瞭輪郭軽度不整な高エコー結節

60代女性。

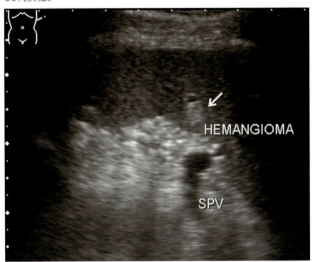

脾門部近傍に境界明瞭な高エコー結節を認める(矢印)。

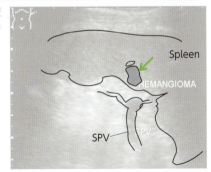

疾患概要

- 脾の腫瘤性病変の頻度は0.1%と比較的まれ[1]。
- 良性腫瘍では最も頻度が高い。
- US所見は肝血管腫(p.97)と類似する。

参考文献

1) 辻本文雄:腹部超音波テキスト 上・下腹部 改訂第三版. ベクトル・コア, 2002.

| 脾臓 | ## 脾血管腫症 ———————————— Angiomatosis of spleen

60代男性。左上腕骨血管腫で放射線治療後経過観察中。腫脹疼痛が急激に強くなり，MRIで左上腕部の腫瘍再発，肺，肝臓に転移疑いの結節を指摘された。

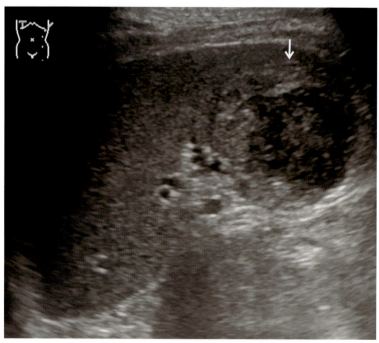

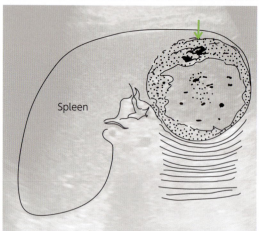

a
125×53mmと脾腫を認める。Spleen index 59.6cm^2。脾臓下極に突出する境界明瞭な48mm大の結節を認める。

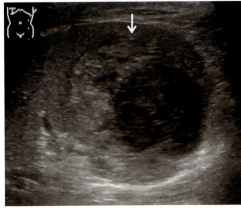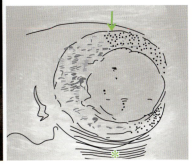

b
中心部からやや偏位した部位に境界明瞭な球形の低エコー域を伴っている(矢印)。後方エコーは増強している(＊)。

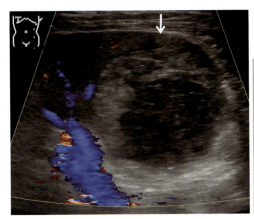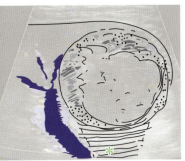

c　カラードプラ
内部に明らかな血流信号はみられない。そのほかにも結節を複数認めた。

脾臓

腹腔鏡下脾臓摘出術。固定後検体

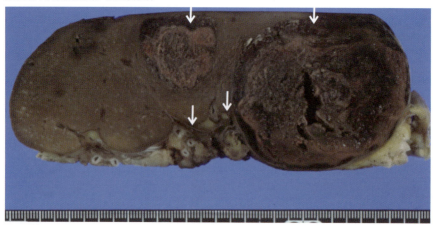

肉眼所見
脾臓内部に血腫を含む結節性病変を多数認める(矢印)。割面ではいずれも褐色調である。

組織所見(非掲載)
褐色調部位はいずれも血腫を内部に入れており，周囲には軽度核腫大した血管内皮の増殖を認める。腫瘍細胞はみられなかった。Angiomatosisと診断された。

疾患概要
- 脾の腫瘍性病変はまれだが，なかでも血管腫は頻度が高い。脾臓全体が血管腫で占められている場合は血管腫症とよばれきわめてまれな病態である。
- 臨床症状は乏しく剖検や画像診断で偶然発見される場合が多い。
- 大きくなれば左上腹部に腫瘤を触知し，腹部膨満感や上腹部痛を訴える場合がある。

硬化性血管腫様結節
Sclerosing angiomatoid nodular transformation (SANT)

30代女性。

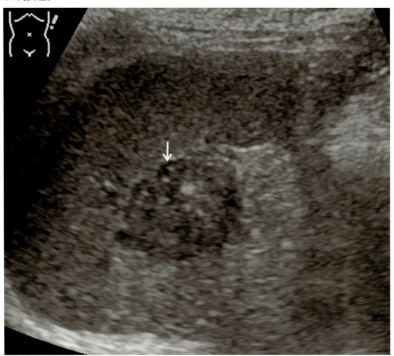

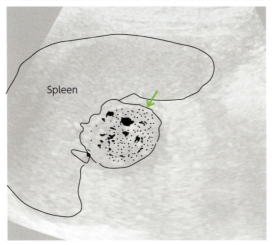

a
脾門部近傍に単発の境界明瞭な低エコー充実性結節を認める(矢印)。

脾臓

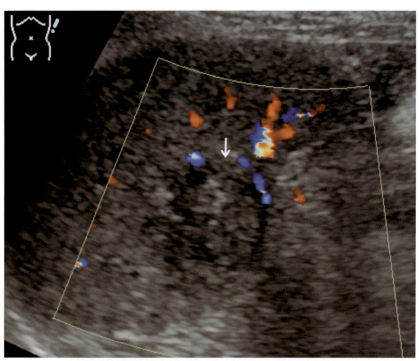

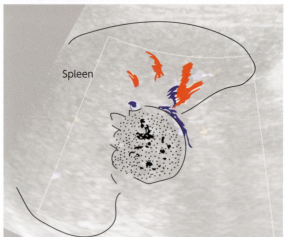

b　カラードプラ
内部の血流信号はほとんどみられない。

腹腔鏡補助下脾摘施行。摘出標本

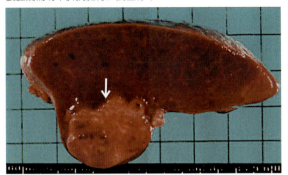

肉眼所見
脾臓内に26mm大の境界明瞭な白色調結節を認める（矢印）。結節内部には出血がみられる。

固定後摘出標本像

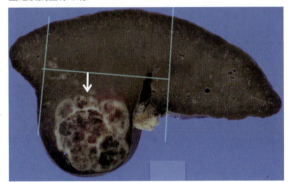

組織所見
線維化を背景に，内部に腫大した血管内皮細胞で裏打ちされたスリット状もしくは不規則な血管腔が存在する血管腫様構造がみられる。
硬化性血管腫様結節（SAHT）と診断された。

疾患概要

- 2004年に初めて報告[1]された疾患概念で，脾臓に発生する境界明瞭な単発性良性腫瘍。
- 通常無症状の赤脾髄の血管病変。
- 内部には多結節性に血管腫様病変が分布し内部構成する血管成分は真の腫瘍とは異なり，単一ではない。鑑別に挙げられる脾血管腫などは単一の血管成分で構成される。
- 免疫染色で確定診断される（$CD34^+$，$CD31^+$，$CD8^-$）。
- 脾摘後は再発しない。

参考文献

1) Martel M, et al：Sclerosing angiomatoid nodular transformation (SANT)：eport of 25 cases of a distinctive benign splenic lesion. Am J Surg Pathol 28: 1268-1279, 2004.

脾臓

Hodgkinリンパ腫 ——— Hodgkin lymphoma

US所見

- 境界明瞭な低エコー *結節
- 多発する場合が多い

＊**著明なエコーレベルの低下**は特徴的

50代男性。頸部リンパ節腫脹で脾臓にも結節を指摘され精査。

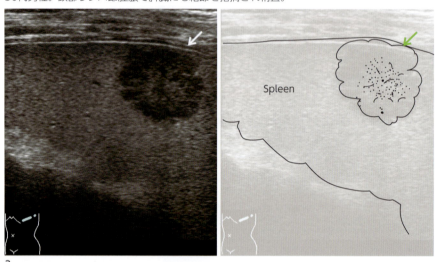

a
境界明瞭な低エコー結節（矢印）。分葉状の形態で，後方エコーはわずかに増強。中心部は淡い高エコー。

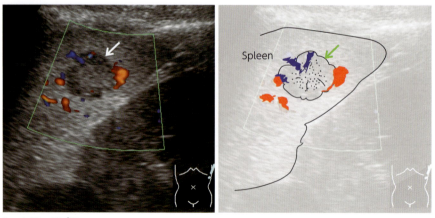

b　カラードプラ
辺縁から内部に流入する線状の豊富な血流信号を認める（矢印）。

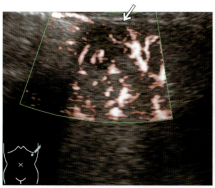 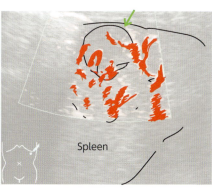

c SMI
辺縁から内部に流入する血流信号を認める(矢印)。

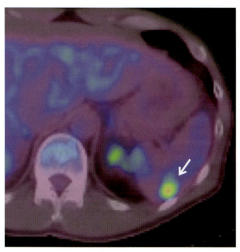

PET-CT
脾臓内にSUV$_{max}$ 4.6の結節状集積を認める(矢印)。

| 脾臓 | ## 濾胞性リンパ腫 ———— Follicular lymphoma |

60代男性。再発難治性濾胞性リンパ腫。

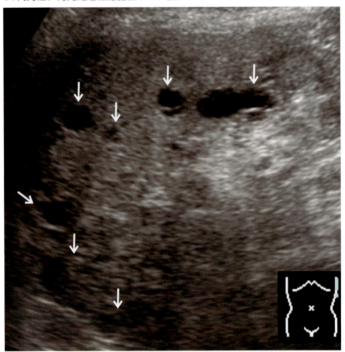

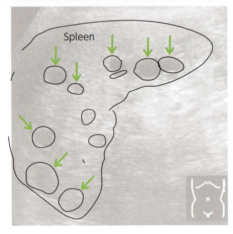

脾臓内に境界明瞭な低エコー結節を多数認める(矢印)。内部のエコーレベルは著明に低下し，cysticに近く，性状は均一である。
リンパ腫の所見として矛盾しない。

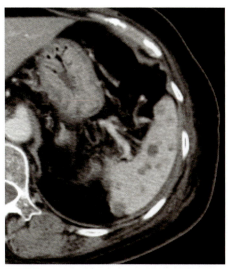

造影CT
脾臓に多発する低吸収域を認める。

疾患概要

- 脾の悪性腫瘍のなかでは転移性腫瘍と並び最も頻度が高い。
- 脾原発のリンパ腫はまれ。

> **US point**
>
> リンパ腫や白血病の脾浸潤は微小低エコー病変である場合が多く，スクリーニングで用いるコンベックス型プローブでは同定困難な場合がある。疑った場合には高周波のリニア型プローブでも必ず確認する。

脾臓

転移性脾腫瘍① ── Splenic metastasis

US所見

- 原発巣を反映してさまざまな所見を呈する
- 境界明瞭輪郭不整，エコーレベルはさまざま
- 辺縁低エコー帯*

*6割に認められる[1]。

90代男性。HCC脾転移。

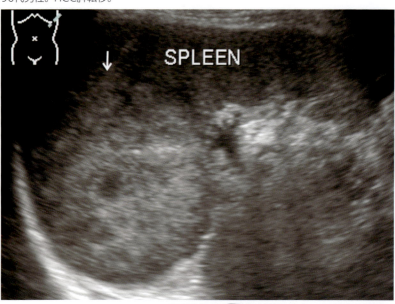

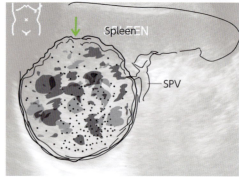

a
脾上極に境界明瞭，平滑で球形な腫瘤を認める（矢印）。辺縁に薄い低エコー帯を伴っている。

疾患概要

- 転移性脾腫瘍の頻度は他臓器への転移と比べ頻度はまれで，約0.03％程度と報告されている[1]。
- 血行性転移が多い。
- 原発巣は卵巣癌，肺癌，悪性黒色腫，大腸癌，胃癌，子宮癌などがある。
- 鑑別には悪性リンパ腫，過誤腫，血管腫，リンパ管腫などが挙げられる。

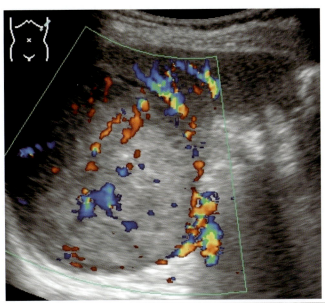

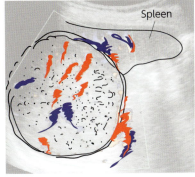

b　カラードプラ
豊富な血流信号を認める。肝内には多発のHCCを認めた。

参考文献
1) 水口安則：転移性脾腫瘍．medicina 41: 267, 2004.

脾臓　転移性脾腫瘍② ─────── Splenic metastasis

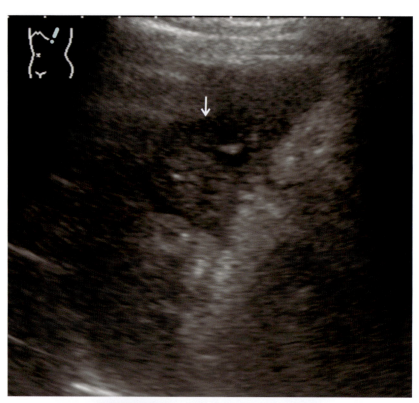

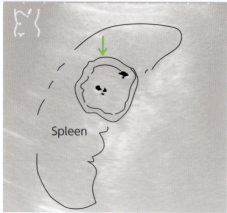

胆管細胞癌脾転移。境界やや不明瞭な低エコー腫瘤。辺縁に低エコー帯を伴っている（矢印）。内部に高輝度スポットを伴っている。ほかにも同様の結節が多発していた。

4. 脾外傷 — External injury of spleen

5歳女児。自宅3階で遊んでいたところ，勢い余って網戸に激突，落下。

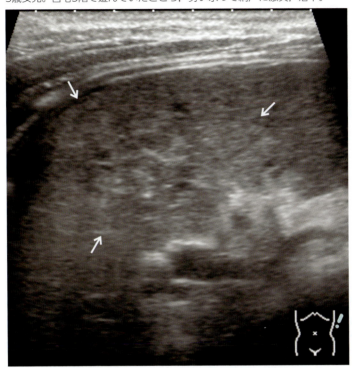

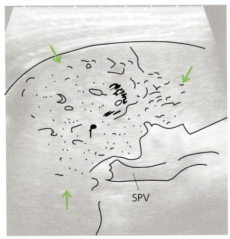

a
受傷3日後では脾上極側に境界不明瞭なやや高エコー病変を認める(矢印)。

脾臓

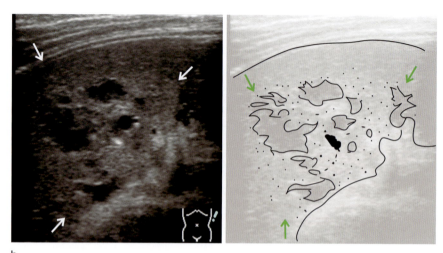

b
受傷1〜2週間後では内部に不整形な液状化領域を形成している(矢印)。

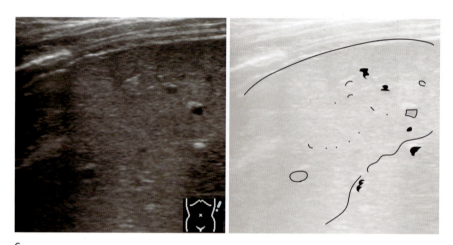

c
1カ月後では病変は不明瞭化している。

略語一覧

腹部大動脈	Ao	Aorta
腹腔動脈	CA	Celiac artery
総肝動脈	CHA	Common hepatic artery
食道	Eso	Esophagus
限局性結節性過形成	FNH	Focal nodular hyperplasia
胆嚢	GB	Gall bladder
肝細胞癌	HCC	Hepatocellular carcinoma
肝細胞癌	HCC	Hepatocellular carcinoma
肝内胆管癌	ICC	Intrahepatic cholangiocarcinoma
下大静脈	IVC	Inferior vena cava
左肝静脈	LHV	Left hepatic vein
左腎動脈	LRA	Left renal artery
左腎静脈	LRV	Left renal vein
中肝静脈	MHV	Middle hepatic vein
肝内門脈肝静脈短絡	P-V shunt	Portalnous shunt
膵臓	PC	Pancreas
門脈左枝	PL	Left branch of the portal vein
門脈右枝	PR	Right branch of the portal vein
傍臍静脈	PUV	Paraumbilical vein
門脈	PV	Protal vein
右肝動脈	RHA	Right hepatic artery
右肝静脈	RHV	Right hepatic vein
右腎	RK	Right kidney
右腎動脈	RRA	Rightrenl artery
浅腹壁静脈	SEV	Superficial epigastric vein
短胃静脈	SGV	Short gastric vein
上腸間脈動脈	SMA	Superior mesenteric artery
上腸間膜静脈	SMV	Superior mesenteric vein
脾動脈	SPA	Splenic artery
脾静脈	SPV	Splenic vein
横行結腸	T-colon	Transverse colon
門脈左枝臍部	UP	Umbilical portion

INDEX

あ

厚い辺縁低エコー帯 ……………… 211, 213
異型結節 …………………………………… 166
うっ血肝 …………………………………… 56, 58
エラストグラフィ …………………………… 55
遠肝性血流信号 …………………………… 42
音響インピーダンス ……………………… 47

か

ガス産生肝膿瘍 ………………………… 140
下大静脈長軸走査 ………………………… 61
カラードプラ(ADF) ……………… 36, 38, 62
肝エキノコックス症 …………………… 89, 92
肝炎ウイルス ……………………………… 19
肝炎症性筋線維芽細胞性腫瘍 ………… 205
肝縁鈍化 …………………………………… 18
肝外傷 ……………………………………… 235
肝外発育型肝細胞癌 …………………… 187
肝芽腫 ……………………………………… 199
肝血管筋脂肪腫 ………………………… 110
肝血管腫(高エコー型) …………………… 97
肝血管腫(混在型) ……………………… 102
肝血管腫(低エコー型) ………………… 108
肝血管病変 ………………………………… 62
肝硬変 ………………………… 29, 31, 34
　——による側副血行路 …… 36, 37, 39
肝再生結節 ………………… 162, 164, 166
肝細胞癌(下大静脈腫瘍栓 Vv3) …… 190
肝細胞癌(門脈腫瘍栓 Vp3) ………… 189
肝細胞癌(単純結節型) ………… 179, 181
肝細胞腺腫 ……………………………… 156
肝サルコイドーシス ……………………… 94
肝紫斑病 ………………………………… 120
肝腎コントラスト ………………………… 46
肝占拠性病変 ……………………………… 68
肝損傷分類 ……………………………… 238
肝内石灰化 ………………………………… 88
肝内胆管癌 ………………… 191, 193, 195
肝内門脈静脈短絡症 ……………………… 62
肝膿瘍 …………………… 128, 134, 136
肝両葉腫大 ………………………… 18, 27
肝類上皮血管内皮腫 …………………… 114

基本走査 ……………………………… 10, 240
急性肝炎 ……………………… 18, 20, 22
境界エコー ………………………………… 10
激症肝炎 …………………………… 24, 25
限局性結節性過形成 …………… 143, 150
限局性脂肪沈着 …………………………… 53
限局的な低エコー域 ……………………… 50
原発性肝細胞癌 ………………………… 170
硬化性血管腫様結節(SANT) ………… 253
高輝度エコー像(strong echo) ……… 88
後血管相 …………………………… 133, 153
　——(右肋骨弓下走査) ……………… 123
高周波プローブ …………………………… 35
高度脂肪肝 ………………………………… 48
コロナ濃染 ……………………………… 182

さ

サイトメガロウイルス …………………… 19
自己免疫性肝炎 …………………………… 20
脂肪化を伴った肝細胞癌 ……………… 183
　——(背景肝NASH) ………………… 185
脂肪肝 ……………………………………… 43
充実様エコー像 …………………………… 72
腫瘤性病変 ……………………………… 248
小高エコー像 ………………… 84, 85, 86, 87
正中縦走査 ………………………… 12, 27, 29
静脈管索 …………………………………… 15
正常像(肝臓) ……………………………… 10
正常像(脾臓) …………………………… 240
積算画像 …………………………… 153, 158
穿刺ガイドライン ……………………… 135
浅腹壁静脈短絡 …………………………… 37
線毛性前腸性肝嚢胞 ……………………… 76
造影US(ソナゾイド) ………… 109, 116, 122
造影US(レボビスト) ………………… 73, 80

た

短胃静脈短絡 ……………………………… 39
胆管性過誤腫 ………………………… 84, 87
胆管内乳頭粘液産生腫瘍(IPN-B) …… 78, 83
短軸走査 …………………………………… 61
胆嚢床 ……………………………………… 15

ディスピアリングサイン
　(Disappearing sign) ………… 104
転移性肝癌 …………… 211, 215, 217,
　——クラスターサイン (Cluster sign) … 214
転移性脾腫瘍 ………………… 260, 262
点状エコー …………… 10, 72, 106, 134
伝染性単核球症 …………………… 22, 23
動脈相灌流像 …………………… 122, 132
動脈相血管像 …………………… 122, 132

な

嚢胞内出血 ……………………………… 72
嚢胞内点状エコー ……………………… 72

は

バスケットパターン ………… 158, 171, 172
パルスドプラ ………………………… 165
非アルコール性脂肪肝炎 (NASH) ……… 30
非アルコール性脂肪性肝炎 ……………… 54
脾外傷 ………………………………… 263
脾血管腫 ……………………………… 249
　——症 ……………………………… 250
脾腫 …………………………… 243, 244
微小転移性肝癌 ……………………… 221
脾臓の計測法 ………………………… 242
非代償性肝硬変 ………………………… 41
左外側下区域枝 ………………………… 15
左外側上区域枝 ………………………… 15
左内側区域枝 …………………………… 15
脾嚢胞 ………………………………… 248
びまん性肝疾患 ………………………… 18
フラタリングシグナル (Fluttering signal)
　………………………………………… 106
辺縁高エコー (marginal strong echo) … 97
傍臍静脈の再開通 ……………………… 36

ま

末梢枝明瞭化 …………………………… 18
マルチスライス画像 ………………… 201
慢性肝炎 ……………………………… 27
　——診断基準 (犬山分類 1994) ……… 28
右後下区域枝 …………………………… 15
右後区域枝 ……………………………… 17

右後上区域枝 …………………………… 15
右前腋窩線縦走査 …………… 13, 30, 34
右前下区域枝 …………………………… 15
右前上区域枝 …………………………… 15
右肋弓下走査 ………………………… 10, 11
メトトレキサート関連リンパ増殖性疾患
　(LPD) …………………………… 231
モザイクパターン (Mosaic pattern)
　……………………………… 170, 177, 178
モニターモード ……………… 197, 221, 222
門脈圧亢進症 …………………………… 63
門脈ガス血症 …………………………… 66
門脈相 ………………………… 123, 133

り

緑膿菌 ………………………………… 141
リンパ腫肝浸潤 ……………… 223, 227
濾胞性リンパ腫 ……………………… 258

A〜W

A-P shunt ……………………………… 98
Bモード ………………………… 36, 38, 39
comet like echo像 ……………………… 84
Couinaudの肝8区域分類 ……………… 14
EBウイルス感染症 ……………………… 22
embryonal hepatoblastomaの像 …… 203
Enterococcus sp …………………… 141
Enzyme-Linked Immuno Sorbent
　Assay (ELISA) 法 …………………… 93
Epstein-Barrウイルス ………………… 19
FNH-like nodule (FNHLN) ………… 147
Gamna-Gandy結節 ………………… 246
Hodgkinリンパ腫 …………………… 256
honeycomb pattern ………………… 132
hypovascular tumor ………………… 176
nodule in nodule …………………… 170
panoramic view ……………………… 245
playboy bunny figure ………………… 58
PRETEXT分類 ……………………… 204
spoke-wheel pattern …………… 143, 147
USスクリーニング ……………………… 24
US像と病理組織像との対比 …………… 47
Western blot法 ………………………… 93

パッと出してすぐわかる
肝・脾 超音波アトラス

2019年 5月 20日 第1版第1刷発行

- ■編　著　西田　睦　にしだ　むつみ

- ■発行者　三澤　岳

- ■発行所　株式会社メジカルビュー社
  〒162-0845 東京都新宿区市谷本村町2-30
  電話　03(5228)2050(代表)
  ホームページ http://www.medicalview.co.jp/

  営業部　FAX　03(5228)2059
  　　　　E-mail　eigyo@medicalview.co.jp

  編集部　FAX　03(5228)2062
  　　　　E-mail　ed@medicalview.co.jp

- ■印刷所　シナノ印刷株式会社

ISBN 978-4-7583-1606-4　C3347

©MEDICAL VIEW, 2019.　Printed in Japan

・本書に掲載された著作物の複写・複製・転載・翻訳・データベースへの取り込みおよび送信（送信可能化権を含む）・上映・譲渡に関する許諾権は，（株）メジカルビュー社が保有しています。

・JCOPY 〈出版者著作権管理機構 委託出版物〉
本書の無断複製は著作権法上での例外を除き禁じられています。複製される場合は，そのつど事前に，出版者著作権管理機構（電話 03-5244-5088，FAX 03-5244-5089，e-mail：info@jcopy.or.jp）の許諾を得てください。

・本書をコピー，スキャン，デジタルデータ化するなどの複製を無許諾で行う行為は，著作権法上での限られた例外（「私的使用のための複製」など）を除き禁じられています。大学，病院，企業などにおいて，研究活動，診察を含み業務上使用する目的で上記の行為を行うことは私的使用には該当せず違法です。また私的使用のためであっても，代行業者等の第三者に依頼して上記の行為を行うことは違法となります。